# GREEN SMOOTHIE
그린스무디를 시작하자

GREEN SMOOTHIE WO HAJIMEYO by NAKAZATO Sonoko, YAMAGUCHI Choko
Copyright ⓒ 2011 NAKAZATO Sonoko, YAMAGUCHI Choko
All rights reserved.
First original Japanese edition published by Bungeishunju Ltd., Japan 2011
Korean translation rights in Korea reserved by IASO Publishing Co. under the
license granted by NAKAZATO Sonoko, YAMAGUCHI Choko arranged with
Bungeishunju Ltd., Japan through Tony International, Korea.

이 책의 한국어판 저작권은 토니에이전시를 통한
Bungeishunju Ltd.와의 독점 계약으로 도서출판 이아소에 있습니다.
저작권법에 의해 한국 내에서 보호를 받는 저작물이므로 무단전재와 무단복제를 금합니다.

# GREEN SMOOTHIE
## 그린스무디를 시작하자

나카자토 소노코·야마구치 초코 지음
황선영 옮김

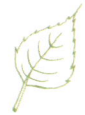

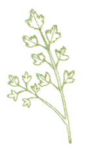

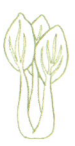

GREEN SMOOTHIE
그린스무디를 시작하자

**초판 1쇄 인쇄** 2012년 6월 10일
**초판 1쇄 발행** 2012년 6월 15일

**지은이** 나카자토 소노코·야마구치 초코
**옮긴이** 황선영
**펴낸이** 명혜정
**펴낸곳** 도서출판 이아소

**디자인** 김은희

**등록번호** 제311-2004-00014호
**등록일자** 2004년 4월 22일
**주소** 121-841 서울시 마포구 서교동 487 대우미래사랑 1012호
**전화** (02)337-0446 **팩스** (02)337-0402

책값은 뒤표지에 있습니다.
ISBN 978-89-92131-63-6 13590

도서출판 이아소는 독자 여러분의 의견을 소중하게 생각합니다.
E-mail: iasobook@gmail.com

## 여는 글

그린스무디란 말을 들어본 적이 있습니까?
   요즘 미용과 건강에 관심이 있는 분들이 그린스무디의 매력에 푹 빠져 있습니다. 쉽고 간단하게 만들 수 있으며, 맛도 좋고 마시는 동안에 서서히 몸속에서 일어나는 즐거운 변화가 바로 그린스무디의 매력에 사로잡히게 되는 이유입니다.
   그린스무디의 근원지는 미국입니다. 이것을 처음 고안해낸 저명한 로푸디스트(로푸드, 즉 식재료에 열을 가하거나 가공 저장 과정을 거치지 않은 자연 그대로의 식품을 연구하고 만드는 사람) 빅토리아 브텐코 씨는 지금까지 수많은 사람들을 건강한 삶의 길로 안내해왔습니다.
   지금은 전 세계 여러 곳에서 이 그린스무디를 즐기고 있습니다. 이들 모두 한결같이 "그린스무디와의 만남은 정말 행운이다!"라고 말하고 있습니다.
   이 책은 사계절 내내 손쉽게 구할 수 있는 재료로 맛있게 만들어 먹는 레시피와 바쁜 사람들도 부담 없이 즐길 수 있는 방법에 초점을 맞추었습니다. 그럼 이제 그린스무디와의 가슴 뛰는 만남을 시작해볼까요?

---

**레시피 보는 법**

- 그린스무디의 레시피 분량은 약 1L, 그린수프와 그린푸딩은 약 500ml이다.
- 물 1컵은 200cc가 기준이다.
- 1팩은 시중에서 판매하는 비닐 팩을 말한다. 단, 엄격하게 양을 정하고 있지는 않다. 채소의 양은 어디까지나 표준적인 것이므로, 기호에 맞게 양을 조절하면 된다.
- 레시피에 적혀 있는 기호는 다음을 뜻한다.

    **B** = BEAUTY(미용 효과)    **D** = DETOX(독소 배출)
    **R** = RECOVERY(피로 회복)    **E** = ENERGY UP(원기 회복)
    **S** = SLIMMING(저칼로리 다이어트)

contents

**Chapter 1**
What is a Green Smoothie?
그린스무디란?

010 잎사귀 + 과일 = 그린스무디
012 비밀의 열쇠는 '그린(생채소)'
014 날씬하고 아름다운 몸을 만든다
015 윤기 나는 피부와 녹슬지 않는 바디
017 과식으로 치닫지 않기 위해
018 태양의 에너지를 마신다
020 새로운 자신을 발견한다
022 그린스무디의 마법
024 그린스무디의 규칙

**Chapter 2**
How to Make a Green Smoothie
그린스무디를 만들어보자!

030 그린스무디 만드는 법
032 정말로 간단한 그린스무디!
038 그린스무디가 맛있어지는 황금비율
039 그린의 양을 늘리고 싶다면
040 그린스무디에 이용할 수 있는 그린
042 그린스무디에 이용할 수 있는 과일
044 Column 1  있으면 편리한 아이템

**Chapter 3**
Simple Recipes with Basic Greens
대표적인 그린을 이용한 그린스무디 레시피

048 시금치를 이용한 스무디
050 양상추를 이용한 스무디
052 소송채를 이용한 스무디
054 청경채를 이용한 스무디
056 파슬리를 이용한 스무디
058 Column 2  있으면 편리한 식재료

## Chapter 4
### Seasonal Recipes
계절별 그린스무디 레시피

062 봄에 마시고 싶은 스무디
066 여름에 마시고 싶은 스무디
072 가을에 마시고 싶은 스무디
076 겨울에 마시고 싶은 스무디
080 Column 3 겨울철 그린스무디를 즐기는 방법

## Chapter 5
### Green Soups
그린수프

084 그린수프
086 Column 4 달지 않은 과일을 이용해보자

## Chapter 6
### Green Puddings
그린푸딩

090 그린푸딩
094 Column 5 수용성 식이섬유와 불용성 식이섬유의 차이를 알자

## Chapter 7
### Enjoying Life with Green Smoothies
그린스무디 생활을 즐기자

098 때로는 그린스무디로 단식을
099 그린스무디 단식을 실행할 때의 포인트
100 일상생활에서의 적용 사례
104 Column 6 가족이 모두 즐기는 그린스무디
106 그린스무디에 관한 질문들
111 빅토리아 브렌코 씨가 전하는 메시지
112 맺는 글 _몸과 마음을 생기 있게 만드는 그린스무디

Chapter 1

# What is a Green Smoothie?

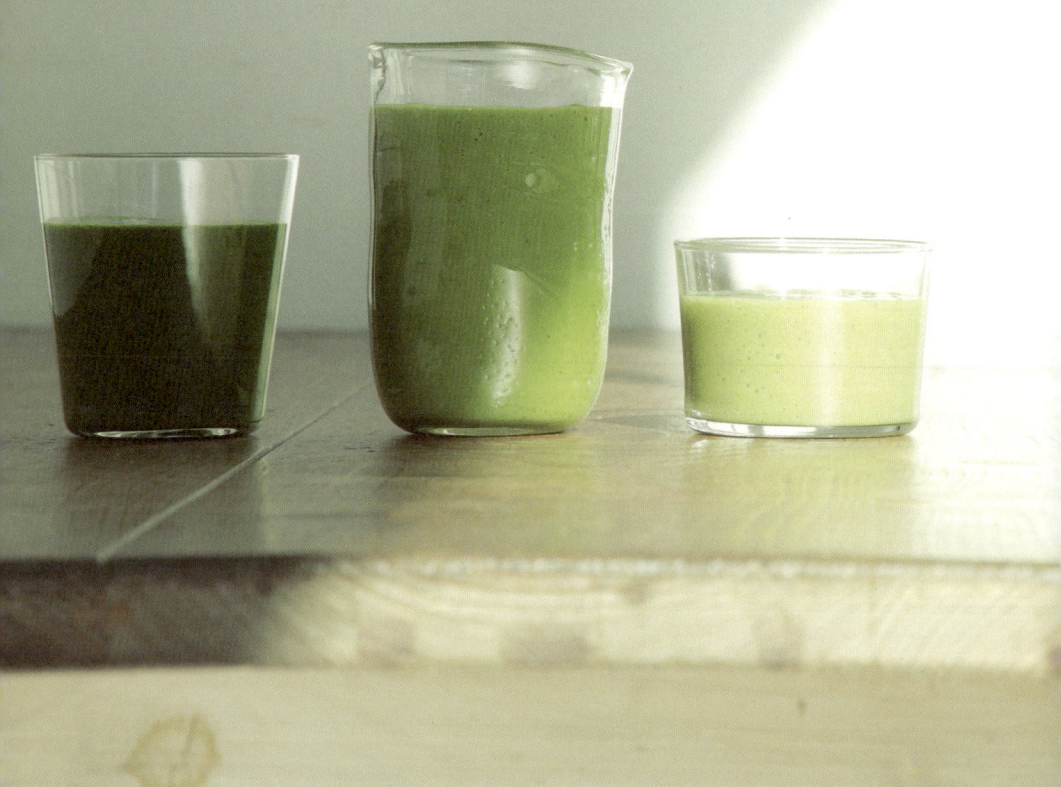

# 그린스무디란?

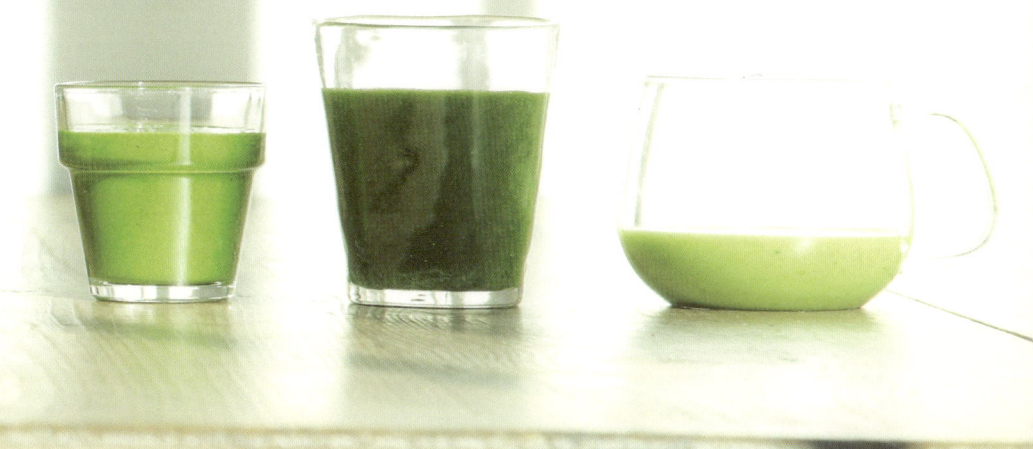

태양의 축복을 듬뿍 받은 '그린'의 에너지를 마시자.
순식간에 생명력 넘치는 아름다운 몸의 변화가 느껴진다.

# 01 잎사귀 + 과일 = 그린스무디

**그린스무디란 도대체 무엇일까?**

　녹색의 푸른 잎채소와 과일을 물과 함께 믹서에 갈아서 만든 스무디. 이것이 전부다. 누구나 정말 간단하게 만들 수 있다. 이 스무디를 처음 접하는 사람은 처음엔 녹색에 반하고, 그다음엔 달콤하고 산뜻한 의외의 맛에 놀라워한다. 스무디를 마시기 시작하면서부터는, 서서히 일어나는 마법과도 같은 놀라운 몸의 변화에 매일 마시지 않고는 견딜 수 없다는 사람들이 많아지고 있다.

　몸에 일어나는 변화도 사람마다 제각기 다르다. 디톡스 효과로 인해 변비가 해소된다든지 아름다운 피부가 되살아나는 미용 효과를 보기도 하고, 체중이 감소한다거나, 자주 붓던 체질이 극적으로 개선되어 그에 따른 체형의 변화를 경험한 사람도 있다. 이뿐만이 아니다. 수면의 질이 향상되고, 에너지가 상승하는 효과 때문에 쉽게 피로감을 느끼지 않게 되며, 냉증이나 알레르기 체질이 개선되는 등 사람에 따라 다양한 변화들이 일어나고 있는 것이다.

　더욱이 무엇이든 작심삼일로 끝나 쉽게 행동으로 옮기지 못하는 사람일수록 그린스무디의 매력에 흠뻑 빠지게 된다. 그 이유로는 대략 세 가지를 들 수 있다.

　첫째, 만드는 방법이 간단하다.
　둘째, 뭔가를 참아야 한다거나 생활을 크게 바꾸지 않아도 된다.
　셋째, 자신에게 일어나는 변화들이 너무나 즐겁다.

　그린스무디가 지금까지의 과일주스나 채소주스와 크게 다른 점은 날(生)것 그대로의 '그린(푸른 잎채소)'이 듬뿍 들어 있다는 것이다. 그리고 이 그린에는 우리가 모르는 많은 비밀이 숨어 있다.

Chapter 1   What is a Green Smoothie?

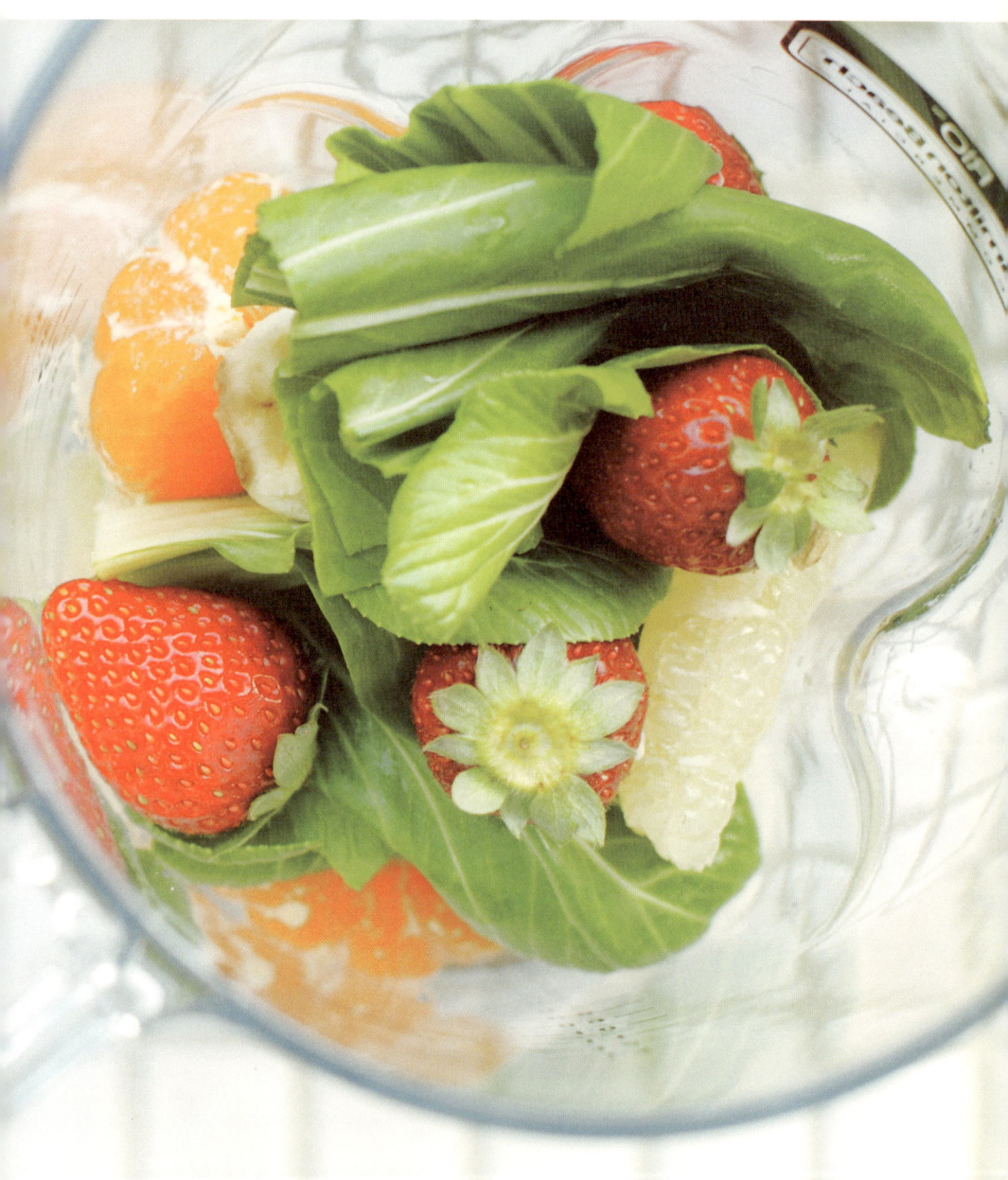

그린스무디의 마법과도 같은 놀라운 힘을 알아가는 모험은 먼저 이 그린의 비밀을 찾는 것에서부터 시작된다!

# 02 비밀의 열쇠는 '그린(생채소)'

보통 우리의 식탁에는 생(生)채소가 잘 오르지 않는다. 야생의 침팬지와 우리의 식사를 비교해보면 그 차이가 명확히 드러난다. 그럼 왜 굳이 침팬지와 비교하는 것일까?

인간과 침팬지의 DNA 배열은 99퍼센트가 동일하게 이루어져 있어서 "침팬지와 인간은 하나의 무리"라고 말하는 학자가 있을 만큼 침팬지는 인간과 아주 가까운 존재다.

그러나 침팬지는 사람처럼 성인병에 걸린다든지, 암으로 죽는 일이 없다. 그렇다면 침팬지와 인간이 섭취하는 음식물에는 어떤 차이가 있는 것일까? 아래 그래프는 침팬지와 인간의 식생활을 나타내본 것이다.

이 표에서 보듯이, 유전자 정보가 같다는 침팬지와 인간 사이의 식생활에는 공통점이 하나도 없다고 해도 과언이 아니다. 우선 야생의 침팬지는 거의 대부분의 식사를 그린과 과일로 채우고 있다. 그에 비해 우리 인간의 식사는 반 이상이 빵, 면류, 쌀, 고구마, 감자 등 탄수화물로 이루어져 있다. 과일과 채소의 섭취 비율도 매우 낮고, 그마저도 뿌리채소가 주를 이룬다. '그린(생채소)'은 고작 샌드위치에 넣는 양상추 한두 장이나 런치 세트에 딸려 나오는 샐러드 정도가 전부다. 극히 적은 양이다. 결국 건강의 열쇠는 이 그린에 달려 있다고 할 수 있다.

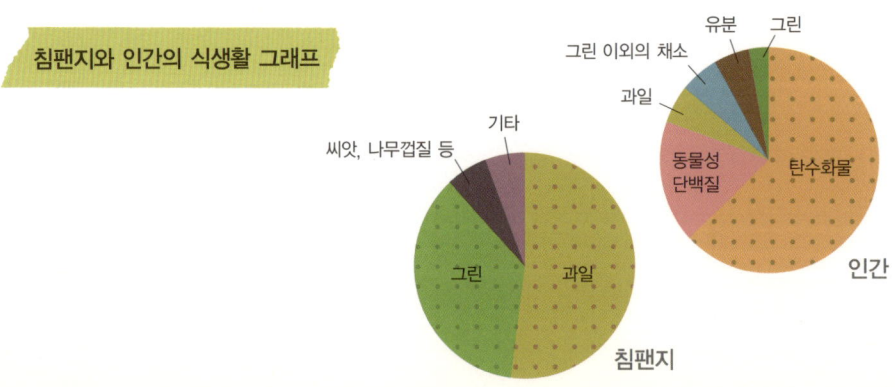

침팬지와 인간의 식생활 그래프

**Chapter 1** What is a Green Smoothie?

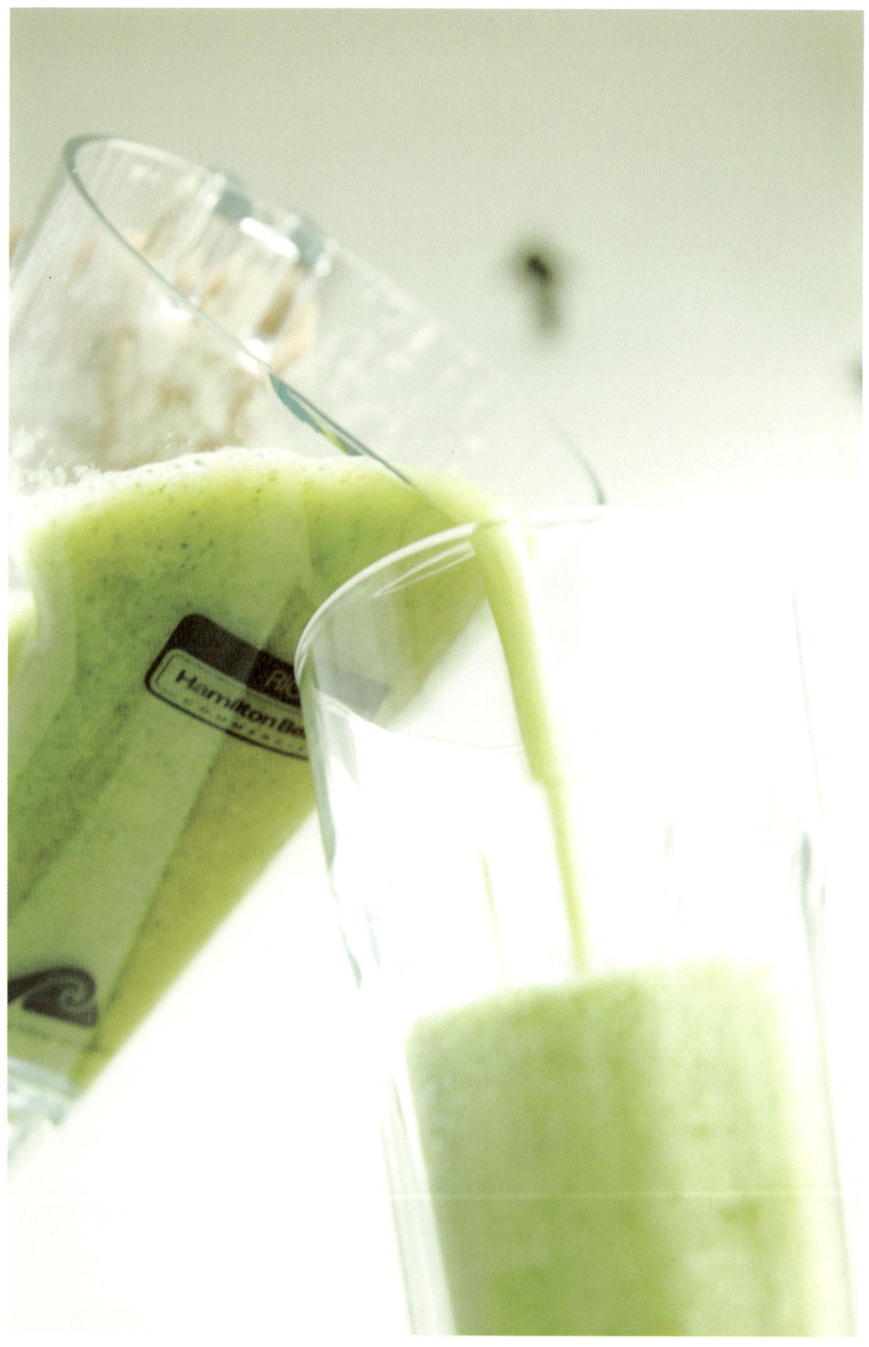

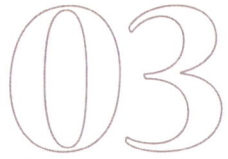

## 날씬하고 아름다운 몸을 만든다

식물은 잎사귀가 뿌리 쪽보다 영양이 훨씬 더 풍부하다는 사실을 아는가?

안타깝게도 이 사실을 모르는 건 인간뿐이라는 생각이 든다. 그래서일까? 마트에 진열되어 있는 당근이나 무 등 뿌리채소류들의 대부분은 잎사귀가 잘린 채 판매되고 있다. 반대로 모든 야생의 동물들은 이 '그린(생채소)'의 마법을 너무도 잘 알고 있는 듯하다. 가뭄 등의 재해로 인해 먹을 것이 부족해지는 비상사태가 아니라면, 뿌리를 캐서 먹는 일 따윈 절대로 하지 않는다. 이것은 초식동물뿐만 아니라 육식동물도 마찬가지다. 이들은 모두 땅 위에서 자라는 '그린', 즉 푸른 잎사귀에서 영양을 공급받아 몸을 살찌우고 있다.

미국에서는 일반적으로 '비트'라고 하는 빨간색 채소를 판매하고 있다. 이 비트의 뿌리와 잎사귀의 영양소를 비교해보면, 중요 영양소 면에서 잎사귀 쪽이 뿌리에 비해 훨씬 많은 양의 비율을 함유하고 있다. 예를 들어 칼슘은 약 7배, 비타민 A는 무려 191배나 높다. 뿌리 쪽에 많은 영양소는 당분과 칼로리 정도다. 본래 뿌리는 동물이 먹는 음식이 아니라고 한다. 그래서 보이지 않게 땅 속에 묻혀 있는 것이다.

그렇다면 단백질은 어디에서 섭취해야 할까? 고기나 생선 또는 콩이라고 말하는 사람이 대부분이겠지만, 그린에는 단백질의 근원인 아미노산이 풍부하게 들어 있다. 여기에 들어 있는 아미노산은 고기나 생선 등의 동물성 단백질에 비해 몸에 부담을 주지 않고 소화흡수를 원활하게 돕는 특징이 있다. 따라서 그린을 먹는 것만으로도 초식동물과 같은 탄력 있고 멋진 근육과 몸매가 만들어지게 된다.

Chapter 1　What is a Green Smoothie?

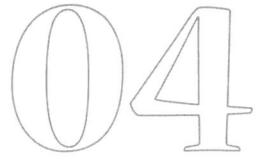

## 윤기 나는 피부와 녹슬지 않는 바디

심한 변비로 고생하고 있는 사람들의 대부분은 식이섬유의 부족이 원인이다.

식이섬유와 물은 부드러운 배설에 도움을 주는데, 야생의 침팬지는 하루에 약 300g 정도의 식이섬유를 섭취한다고 한다. 우리가 섭취하는 양의 대략 20~30배에 달하는 셈이다.

이 같은 식이섬유를 풍부하게 함유하고 있는 그린은 '마법의 스펀지'라고도 부르는데, 그것은 식이섬유가 몸속으로 들어가면 몸속의 불필요한 독소를 계속해서 흡수하고, 배설을 통해 몸 밖으로 밀어내주는 '스펀지'와도 같은 역할을 하기 때문이다.

따라서 이렇게 중요한 역할을 하는 식이섬유가 부족하면 변비에 걸리게 되는데, 그럼 어떤 현상이 일어날까? 우리 몸은 안쪽에 쌓이는 나쁜 물질을 어떻게든 밖으로 밀어내려고 할 것이다. 그 결과 눈곱이나 콧물, 땀 등의 점액 양이 늘어나기도 하고, 뾰루지 같은 형태의 피부 트러블이 생겨나기도 한다.

그린이나 과일에는 식이섬유와 수분이 듬뿍 담겨 있다! 하루 한 잔의 그린스무디는 변비를 없애주고, 피부도 윤기 나게 해준다.

식이섬유는 미용 면에서 한 가지 중요한 작용을 하고 있다. 섬유라고 하는 항산화물질은 몸의 산화를 억제하는 역할을 하기 때문에 풍부하게 섭취하는 것만으로 젊음을 유지하고, 안티에이징 효과까지 기대할 수 있다.

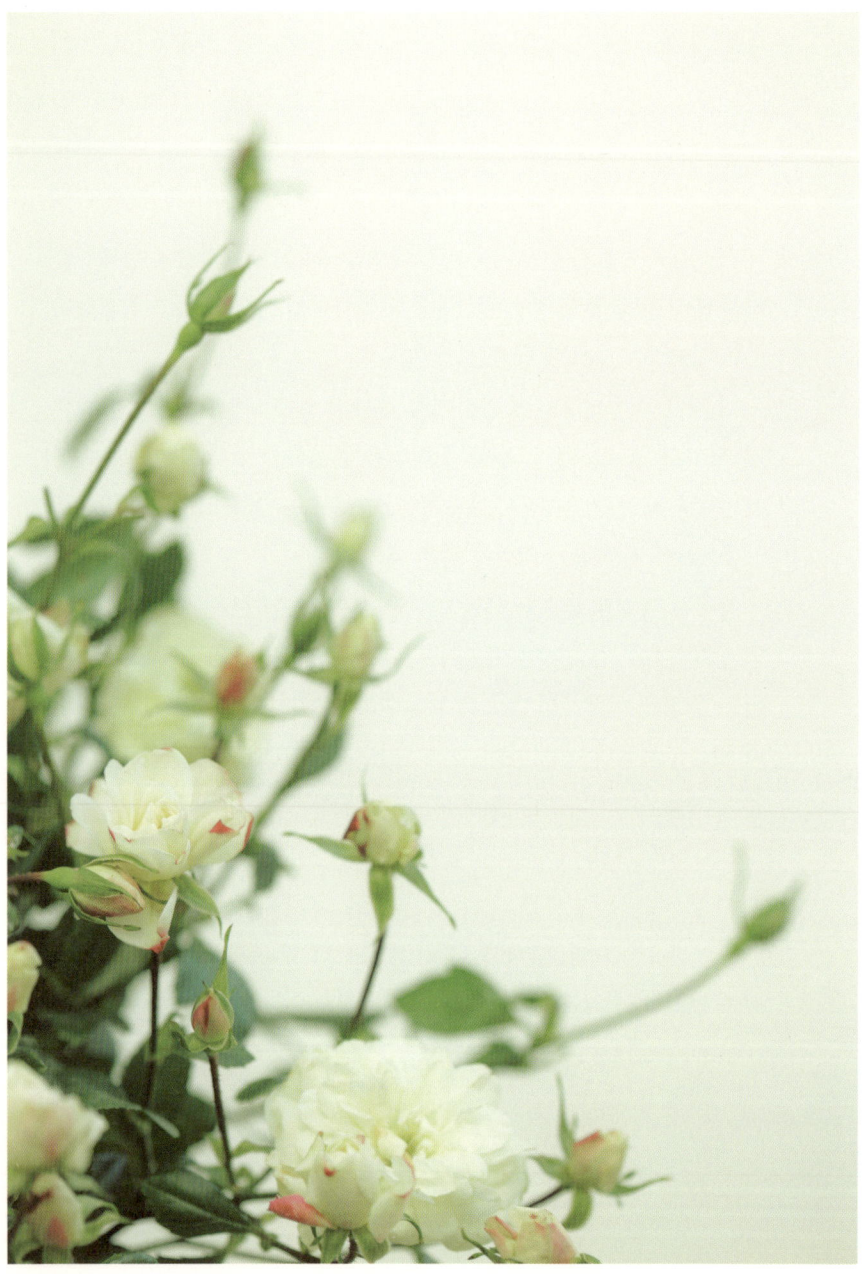

Chapter 1　What is a Green Smoothie?

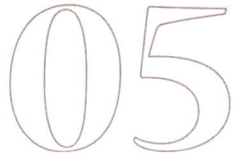

## 과식으로 치닫지 않기 위해

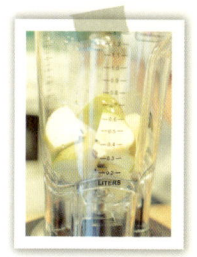

우리가 음식물을 완벽하게 소화흡수하기 위해서는 필요한 조건이 두 가지 있다. 첫째는 확실히 씹어야 한다는 것이다. 흔히 식사를 할 때는 충분히 잘 씹어야 좋다는 말을 한다. 그럼 도대체 어느 정도를 씹어야 충분히 씹는 것일까? 완벽한 소화를 위해서는 음식물의 형태가 완전히 없어질 때까지 시간을 들여 잘게 부수어주어야 한다.

하지만 바쁜 현대인들이 그렇게 몇 시간에 걸쳐 밥을 천천히 먹는다는 것은 불가능에 가까운 이야기다. 더욱이 인류가 불을 이용하게 된 후로 완전히 부드러운 음식물이나 가공식품에 길들여진 현대인의 치아와 턱은 갈수록 퇴화하고 있다. 때문에 완전한 소화를 위한 상태가 만들어질 때까지 음식물을 잘게 씹는 것은 너무나 힘든 일이다.

반면에 그린스무디는 믹서를 이용해서 음식물이 부드러운 상태로 변할 때까지 잘게 부수어주기 때문에 손쉽게 편안한 소화흡수를 도와준다.

두 번째는 위산의 분비가 확실해야 한다는 것이다. 평상시 위산에 대해 관심을 갖고 있는 사람은 그다지 많지 않겠지만, 굉장히 중요한 물질이다. 실제로 많은 현대인들이 위산 부족 현상을 보이고 있다. 위산이 부족하면 아무리 좋은 음식을 먹어도, 위에서 영양분을 흡수할 수 없게 되고, 영양분이 부족하면 아무리 먹고 또 먹어도 몸에서는 만족감을 느끼지 못하기 때문에 과식으로 이어질 수밖에 없다. 반대로 위의 흡수력이 좋으면, 몸은 금세 만족감을 느끼고 더 이상 먹을 것을 찾지 않는다.

연구 결과에 따르면 그린스무디를 꾸준히 마시는 것만으로도 위산의 분비가 개선되고 위 흡수력을 높일 수 있다고 한다.

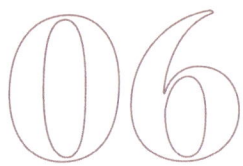

## 태양의 에너지를 마신다

우리 모두는 햇빛을 사랑한다. 날이 화창하면 자연히 기분이 좋아지고, 밖으로 나가고 싶어진다.

동물이든 식물이든 또는 미생물이든, 지구상의 모든 생명체들은 태양으로부터 에너지를 받아 살아가고 있다. 그리고 우리는 그 태양을 흠뻑 받고 자란 '그린'을 먹는 것만으로도 태양의 에너지를 직접 몸속에 받아들일 수 있게 된다.

태양의 에너지를 응축한 것이 바로 클로로필(엽록소)이다. 클로로필은 우리 몸 안에 흐르는 혈액의 철 분자와 비슷한 것으로, 그 치유력이 태양처럼 강해서 우리 몸속 내장기관들을 치료하고, 깨끗하게 청소해주는 역할을 한다. 또한 우리 몸에 잠복해 있는 세균이나 바이러스, 암세포 등과 같은 나쁜 물질과 싸워 파괴시키는 놀라운 힘을 가지고 있다.

그린 이외에 어떤 음식도 클로로필을 공급해주지 못한다. 따라서 될 수 있는 한 많은 양의 그린을 섭취해서 질병을 미연에 방지하고, 상처도 치유해야 한다.

그린스무디를 마셨을 때, 몸이 느끼는 즐거운 만족감! 그것은 과일에 들어 있는 풍부한 영양과 태양의 은총을 받은 그린의 에너지가 몸속에서 건강하고 행복한 기운을 불러일으키기 때문인지도 모른다.

**Chapter 1** What is a Green Smoothie?

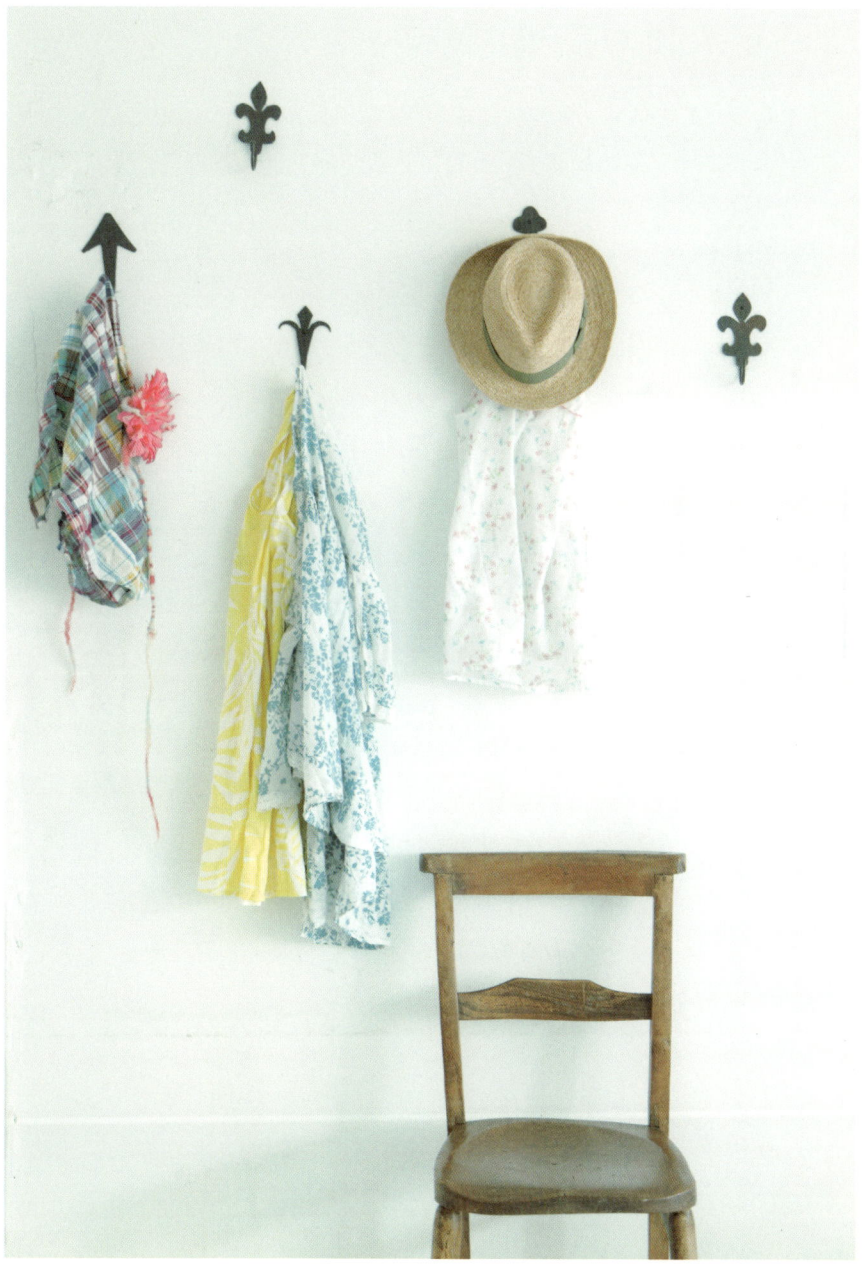

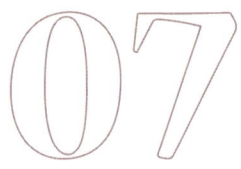

## 새로운 자신을 발견한다

그린스무디를 마시기 시작하면 몸에서 에너지가 흘러넘치게 된다. "놀라울 정도로 건강해졌다", "매일 아침 눈이 저절로 떠진다", "만사를 귀찮아했던 내가 적극적으로 변했다" 등 너무나 많은 변화의 목소리가 끊이질 않는다. 그 비밀은 그린스무디가 소화 작용에 매우 뛰어난 음식이라는 데 있다.

우리의 몸은 음식물을 소화하기 위해서 어느 정도의 에너지가 필요하다. 혹시 이런 경험이 있지 않은가. 점심때 레스토랑에서 양껏 먹은 뒤 극심한 포만감을 느끼며 다시 일터로 돌아오면, 얼마 동안은 일에 집중할 수 없을 정도로 졸음이 쏟아지는 경험 말이다. 그 이유는 우리의 몸이 먹은 음식을 소화하기 위해 온 힘을 쏟고 있기 때문이다.

즉 몸이 지금 소화를 시키는 일에 에너지를 집중하고 있으니까, 다른 신체 부분은 잠시 쉬게 해달라는 신호다.

천연 과일과 그린은 모든 식품 중에서 소화 부담이 가장 적은 음식이다. 물론 종류에 따라 다르겠지만, 이 두 가지는 빠른 것은 30분 이내에도 위를 통과한다고 한다. 소화 작용의 부담을 덜어주기 위해 지금까지 뒷전으로 밀려나 쉬어야만 했던 우리 몸 구석구석의 기관들에까지 에너지를 전달할 수 있게 되는 것이다. 바로 이것이 건강과 아름다움의 '비밀 열쇠'다.

**Chapter 1** What is a Green Smoothie?

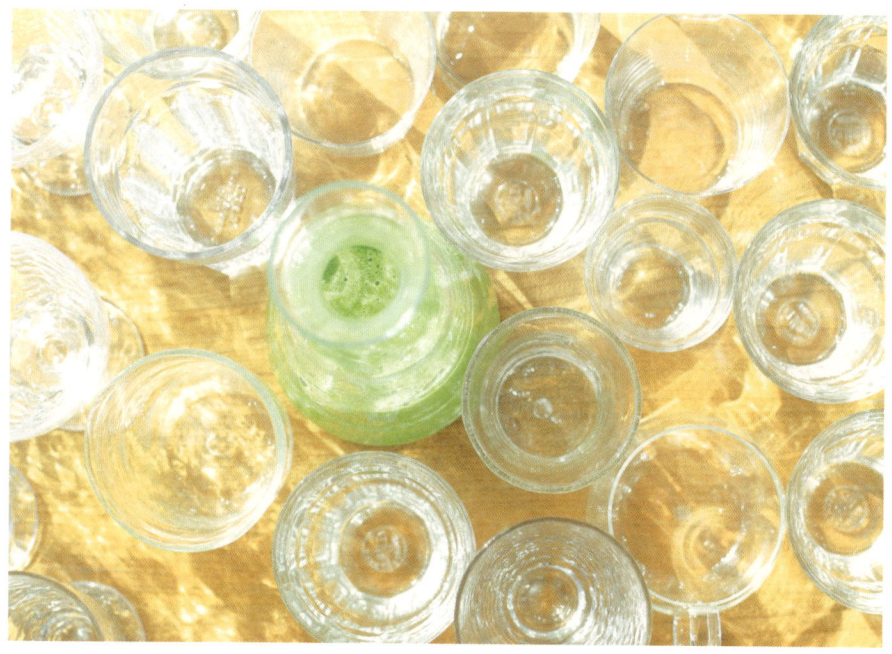

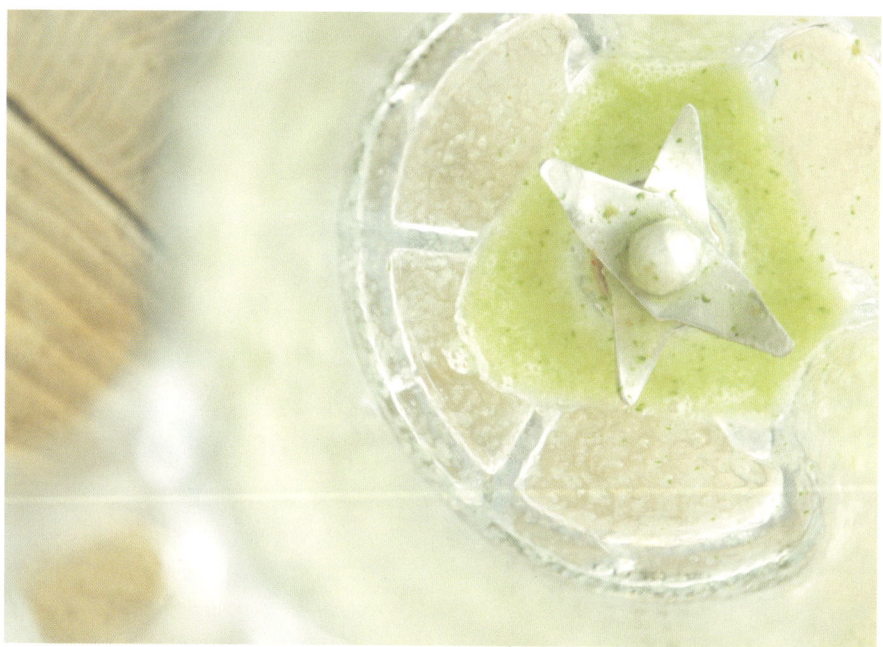

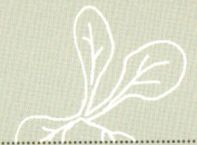  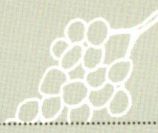

# Green Smoothie Magic!
# 그린스무디의 마법

놀라운 사실은 대부분의 사람들이 그린스무디를 한 번 마시게 되면 순식간에 그 매력에 빠져버리게 된다는 것이다. 몸이 본능적으로 그린을 원하고 있기 때문인지도 모른다.

특히 모델이나 미용전문가 혹은 요가를 하는 사람들처럼 건강이나 내추럴한 삶을 지향하는 이들은 지금 이 그린의 마력에 푹 빠져 있다. 그 이유는 신경 쓰이던 몸의 군더더기 살들이 서서히 빠져나가고, 어떤 화장품을 썼을 때보다 피부가 더욱 윤기 나게 변화하는 걸 경험하기 때문이다. 그리고 주변의 많은 사람들로부터 '젊어졌다'는 말을 듣는가 하면, 몇몇은 오랜 세월 앓았던 생리통이나 꽃가루 알레르기의 고통으로부터도 해방되었다고 말하고 있다.

더욱이 그린스무디를 꾸준히 마시는 사람들은 그린에 숨어 있는 신선한 생명력을 함께 받아들이고, 활력 넘치는 건강한 마음까지 더불어 얻고 있다.

어쨌든 이런 그린스무디의 매력을 알기 위해서라도 한번 마셔봐야 하지 않을까?

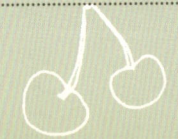  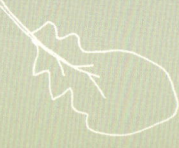

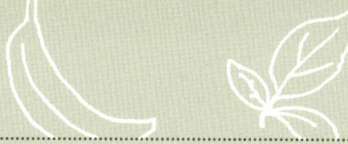 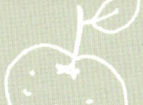 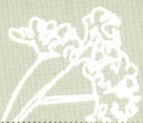

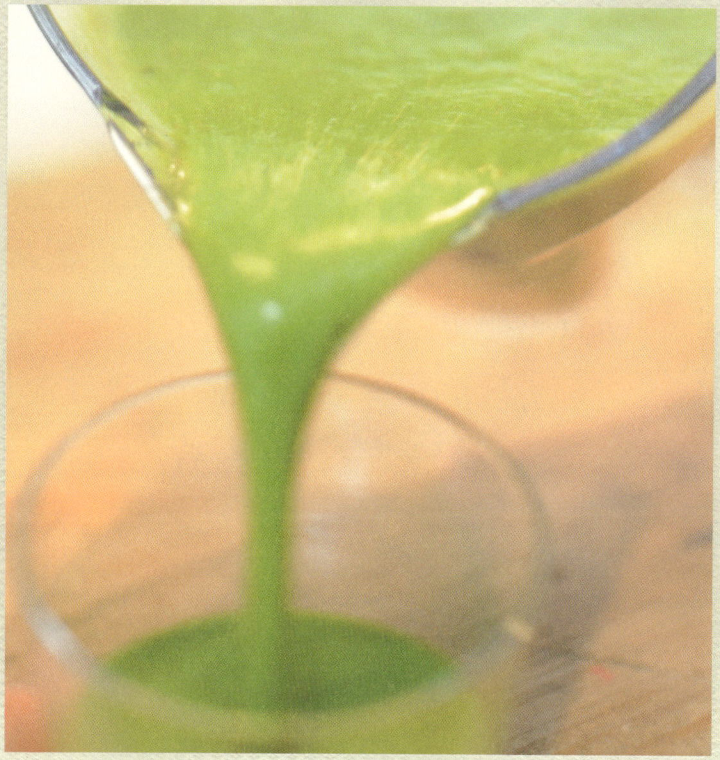

**Chapter 1**  What is a Green Smoothie?

   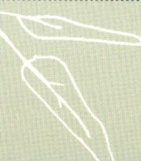

# Green Smoothie Rules
## 그린스무디의 규칙

그린스무디에 엄격히 지켜야 할 규정은 별로 많지 않다. 이것이 가벼운 마음으로 시작해서 오래 지속할 수 있는 이유 중의 하나이기도 하다. 기호나 체질은 사람마다 제각기 다르기 때문에 여러 가지 방법을 시도해보고, 자신에게 맞는 것을 찾으면 된다. 단, 기본적인 규칙 정도는 알아두어야 최대한의 효과를 올릴 수 있다.

### 마시는 방법에 대한 기본 규칙

1. 그린스무디는 가능한 한 매일 마신다.

2. 마시는 양은 사람에 따라 차이가 있다. 하루에 한 잔으로도 충분하지만, 1L를 마시면 효과를 더욱 실감할 수 있다.

3. 그린스무디는 음료지만, '식사'라고 생각해도 무방하다.

4. 식사와 함께하지 말고, 독자적으로 마신다. 뭔가를 먹은 경우에는 전후로 40분 간격을 유지해서 마신다.

5. 물이나 주스처럼 벌컥벌컥 단숨에 들이켜지 말고, 천천히 음미하듯 마신다. 이것이 익숙해질 때까지 숟가락으로 떠먹는 방법도 괜찮다.

6. 될 수 있는 한 상온(常溫)으로 마신다. 차게 해서 마시면 위에 부담을 줄 수 있기 때문이다.

Chapter 1    What is a Green Smoothie?

## 만드는 방법에 대한 기본 규칙

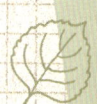

**1** 기본적으로 사용하는 재료는 오직 날것 그대로의 '그린(생채소)'과 과일 그리고 물뿐이다.

**2** 뿌리채소는 넣지 않는다. 전분 성분이 들어 있는 채소는 과일과 함께 먹으면 좋지 않기 때문이다.

**3** 소금, 기름, 단맛(설탕, 꿀 등), 우유, 두유, 요구르트, 시중에서 판매하는 주스, 분말로 된 청즙(青汁)과 기타 보충제도 넣지 않는다.

**4** 넣는 재료의 양을 한 번에 너무 많이 늘리지 않는다. 레시피는 가능한 한 심플한 편이 맛도 좋고 소화에도 부담을 덜 준다.

**5** 그린과 과일은 신선한 것을 사용한다. 과일은 잘 익은 상태의 것이 이상적이다.

**6** 그날 마실 분량의 스무디는 한 번에 만들어놓는다. 남은 것은 냉장고나 서늘한 장소에 보관해두면 하루 정도는 보존이 가능하다.

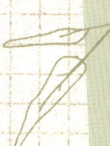

**7** 맛있게 만드는 것이 오래 지속할 수 있는 비결! 무리를 해서 그린의 양을 늘리지 않기를 바란다.

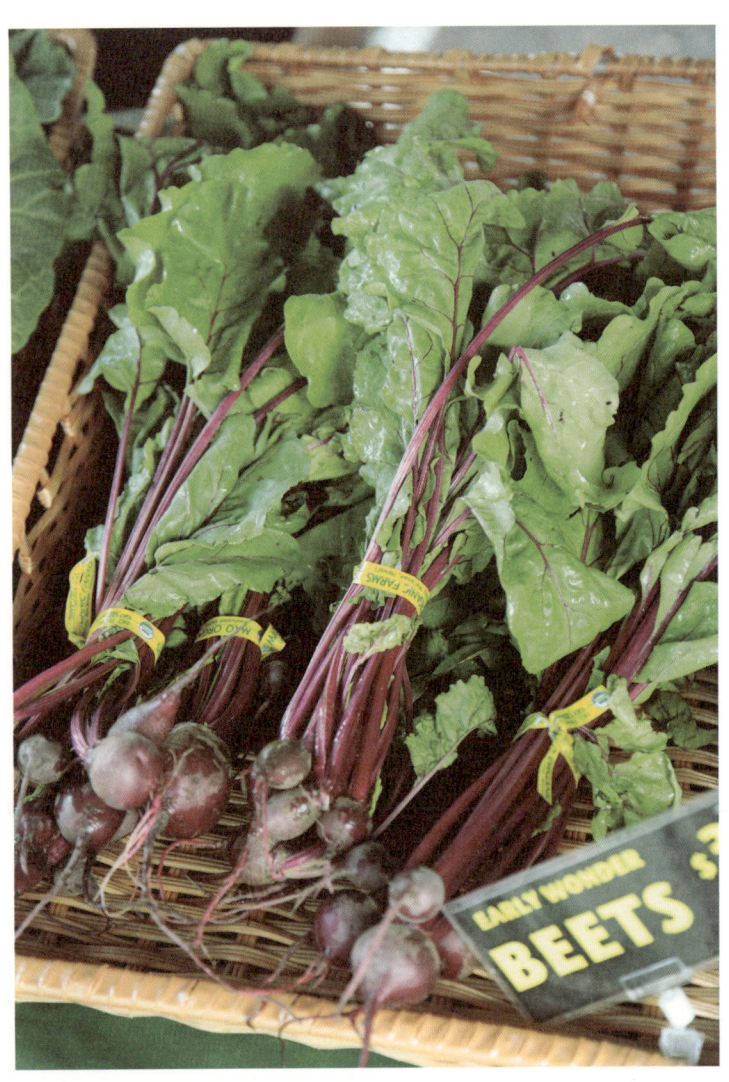

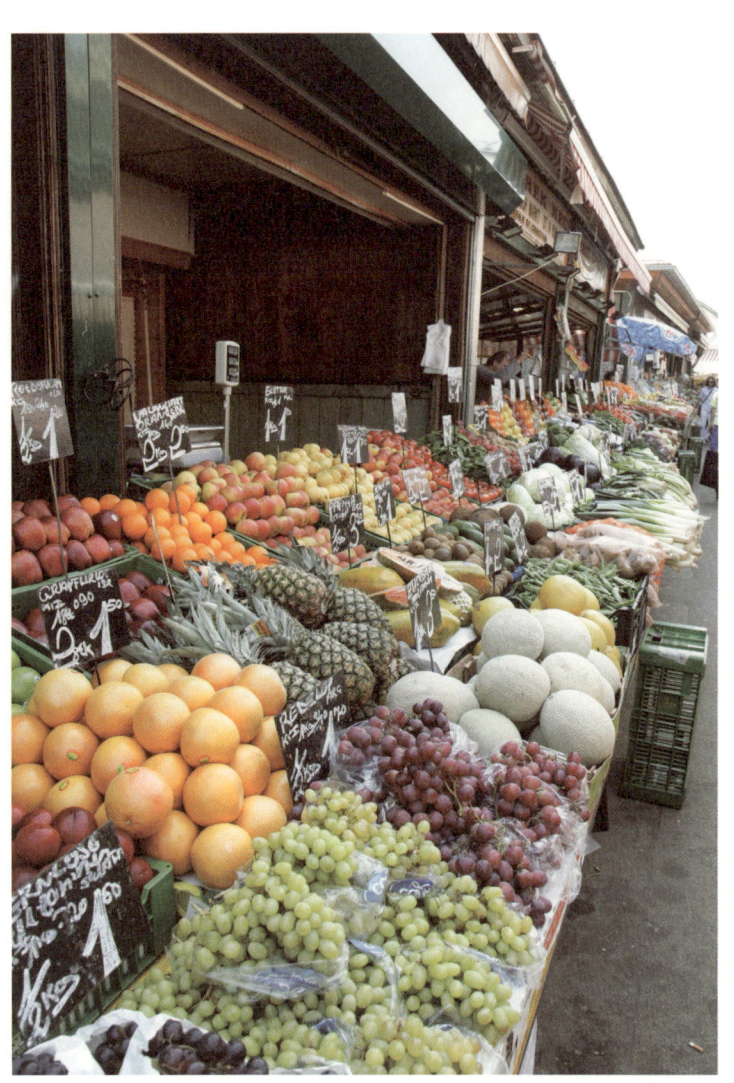

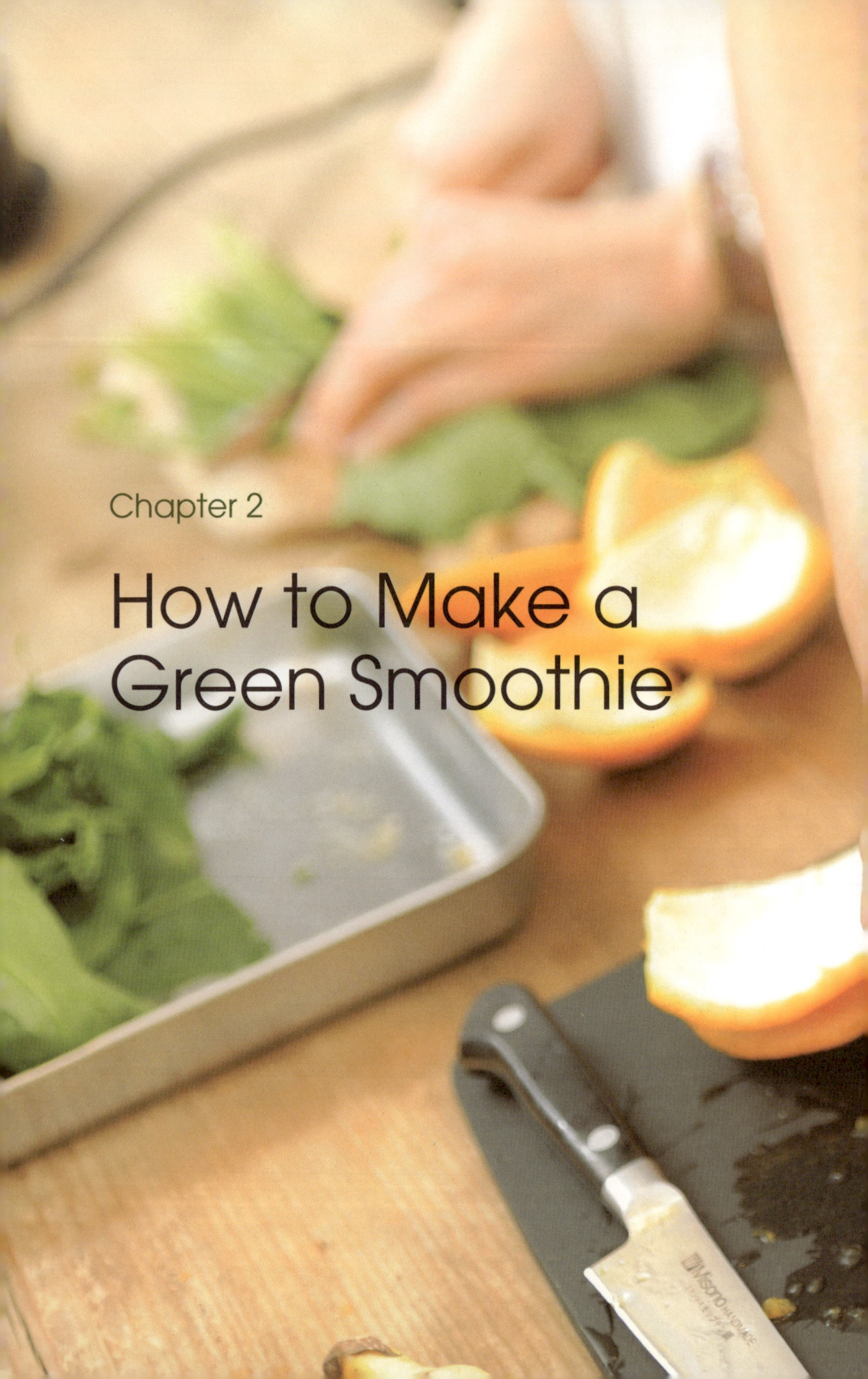

Chapter 2

# How to Make a Green Smoothie

# 그린스무디를 만들어보자!

신선한 그린과 제철 과일을 잘 선택했다면,
이제 그린스무디를 만들어볼까요?

# 그린스무디 만드는 법

그린스무디를 만들기 위해 필요한 도구는 오직 믹서뿐이다. 준비할 재료는 그린과 과일 그리고 물이다. 만드는 순서도 아주 간단하기 때문에 평소에 요리를 잘하지 않았던 사람이나 귀찮아했던 사람도 손쉽게 만들 수 있다. 만들기에 익숙해지면 재료를 자유자재로 조합하는 재미까지 더불어 생긴다. 일단 처음 만드는 사람들을 위해, 마시기 부담스럽지 않은 그린과 구하기 쉬운 과일을 이용해서 맛있는 비기너 스무디를 만들어보자.

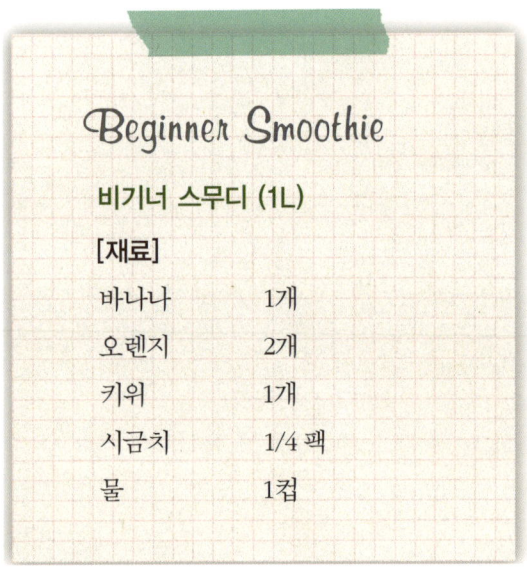

Beginner Smoothie

**비기너 스무디 (1L)**

[재료]

| | |
|---|---|
| 바나나 | 1개 |
| 오렌지 | 2개 |
| 키위 | 1개 |
| 시금치 | 1/4 팩 |
| 물 | 1컵 |

○ 물 1컵은 200cc 기준이다.
○ 1팩은 시중에서 판매하는 비닐 팩을 말한다. 단, 엄격하게 양을 정하고 있지는 않다. 채소의 양은 어디까지나 표준적인 것이기 때문에, 기호에 맞게 양을 조절하면 된다.

Chapter 2　How to Make a Green Smoothie

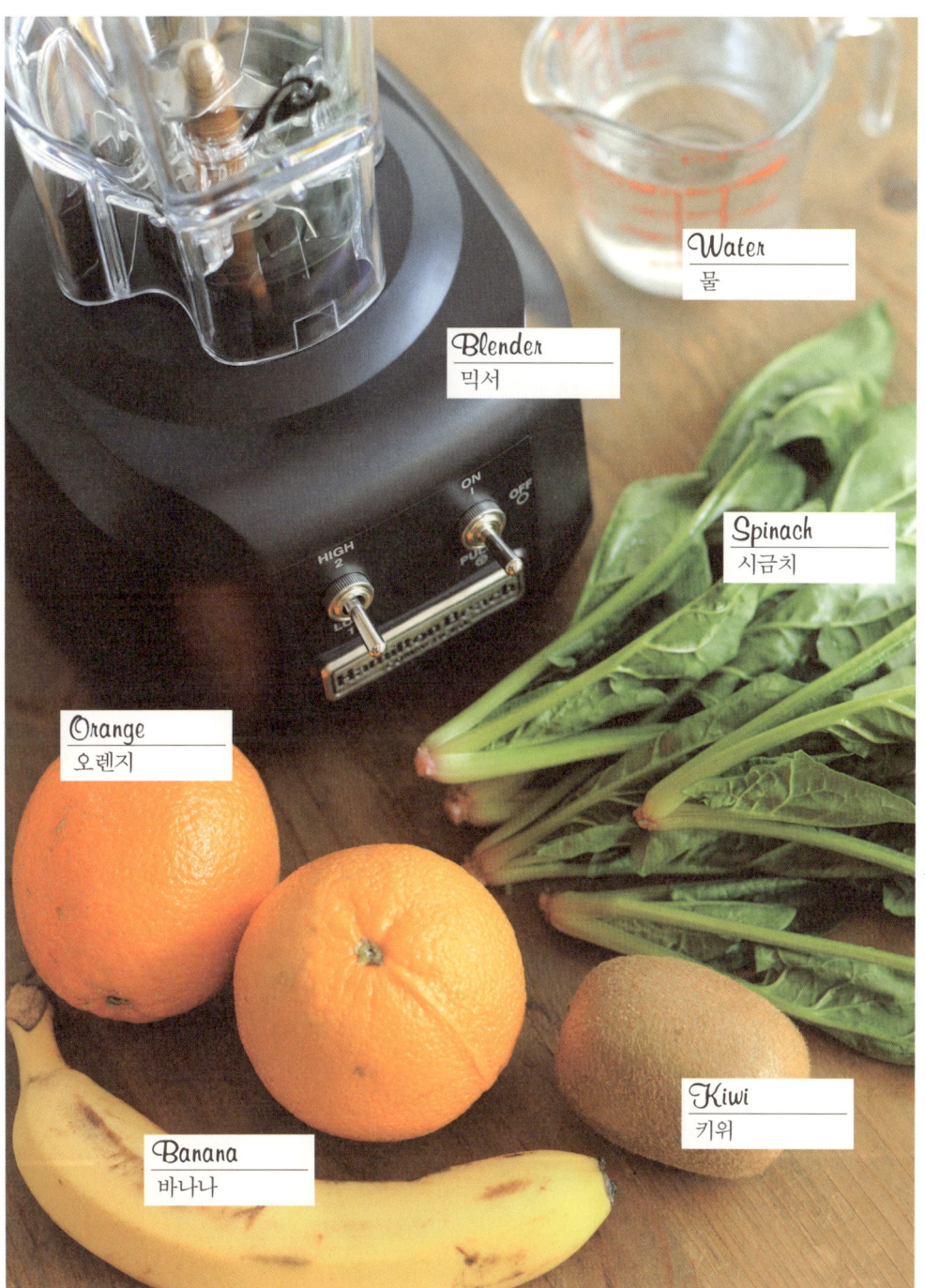

# Making a Green Smoothie is easy!

## 정말로 간단한 그린스무디!

과일은 껍질을 벗기고, 채소는 자른 후, 믹서에 넣기만 하면 OK! 준비하고 정리하는 데 걸리는 시간은 단 5분이면 충분하기 때문에 바쁜 아침에도 간편하게 즐길 수 있다.

**1.** 오렌지는 껍질을 벗기고, 씨가 있으면 빼낸다. 칼을 이용해 적당한 크기로 자른다.

**2.** 믹서 용기에 넣는다.

**Point**
과일은 믹서가 잘 돌아가기 쉬운 크기로 자른다.

**6.** 믹서 용기에 손으로 잘라 넣는다.

**7.** 시금치는 약 5cm 길이로 자른다.

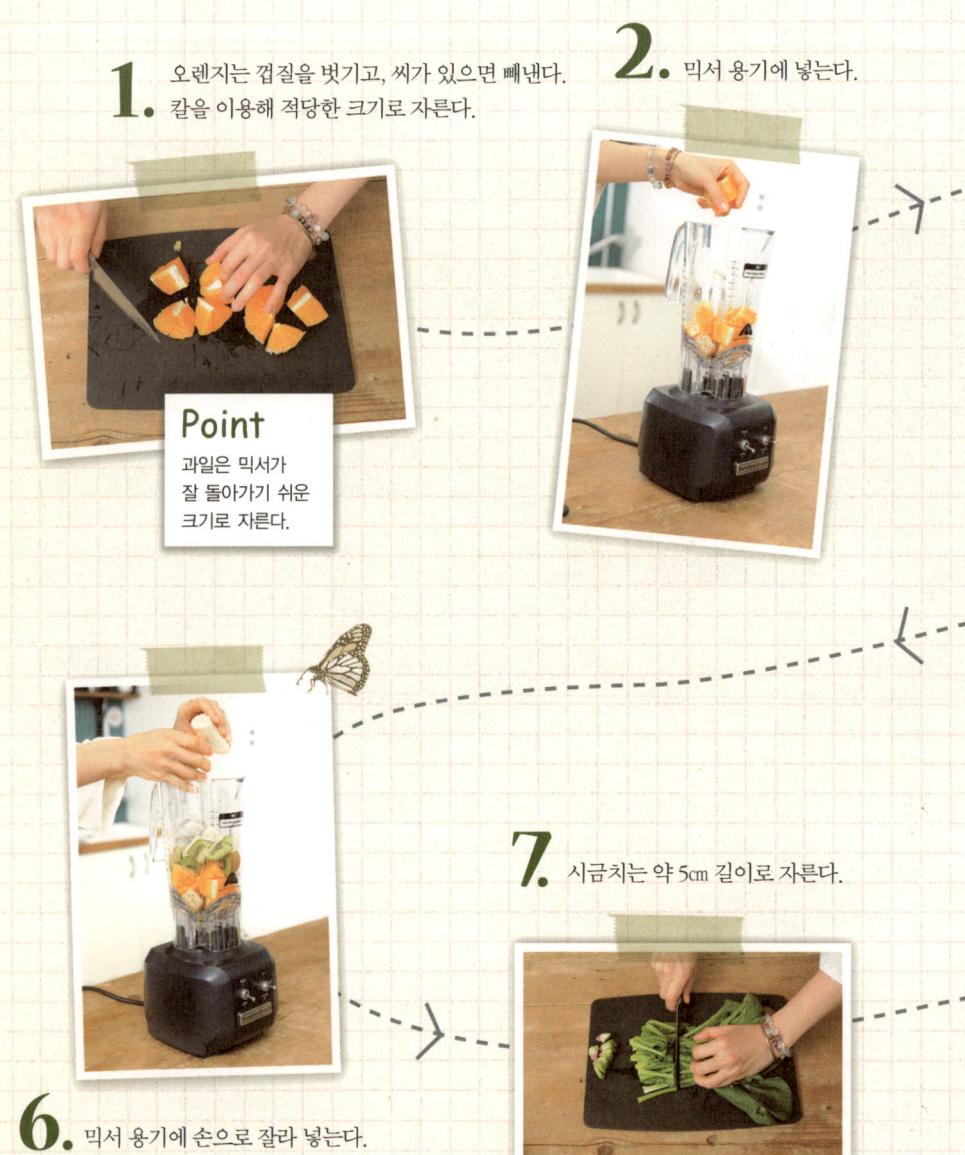

**Chapter 2** How to Make a Green Smoothie

**3.** 키위는 위아래 꼭지 부분을 제거한 후, 껍질째 적당한 크기로 자른다.

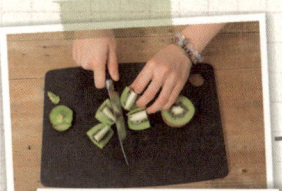

**Point**
과일은 껍질이 있는 그대로를 사용해도 괜찮다(바나나, 귤, 레몬, 수박, 아보카도 등 일부 과일은 껍질을 벗긴 후 사용).

**4.** 자른 키위도 믹서 용기에 넣는다.

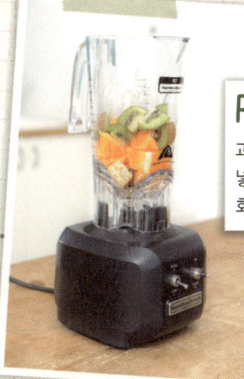

**Point**
과일은 수분이 많은 것부터 넣어야 믹서를 회전시키기가 쉽다.

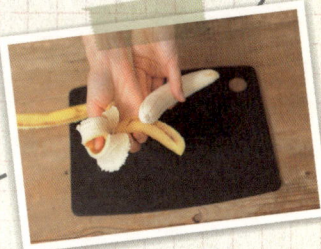

**5.** 바나나는 껍질을 벗긴다.

**8.** 과일 위에 얹어 넣는다.

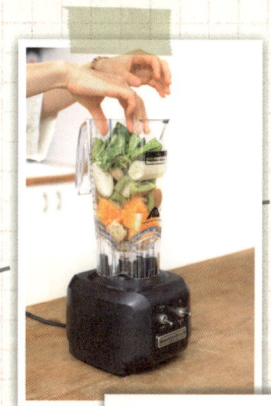

**Point**
채소는 맨 마지막에 넣어야 믹서를 돌리기 쉽다.

**Point**
물은 자신이 좋아하는 농도에 맞게 조절한다. 물의 양을 적게 넣으면 걸쭉하고, 많이 넣으면 산뜻하고 시원한 느낌이 된다.

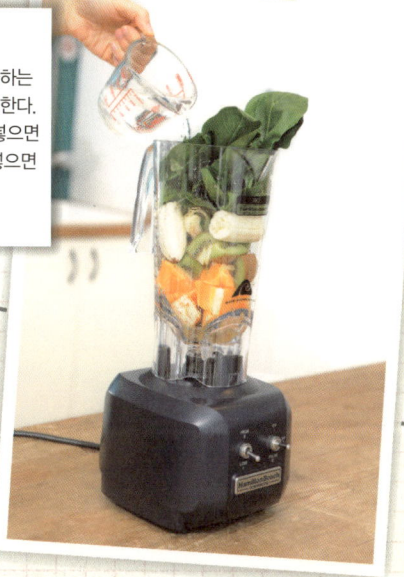

**9.** 끝으로 물을 1컵 넣는다.

33

**10.** 모든 재료가 믹서 용기에 넣어진 상태.

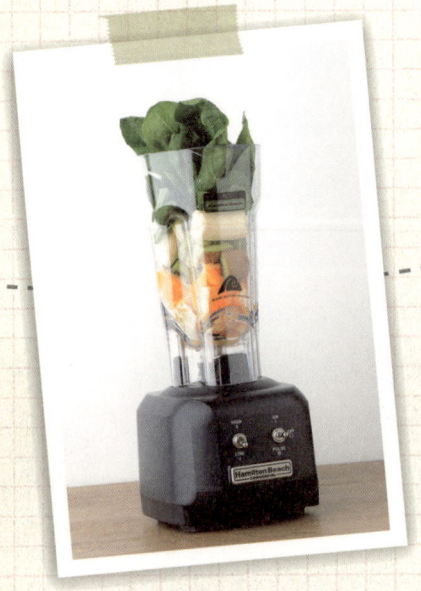

**11.** 믹서의 뚜껑을 덮고, 스위치 ON!

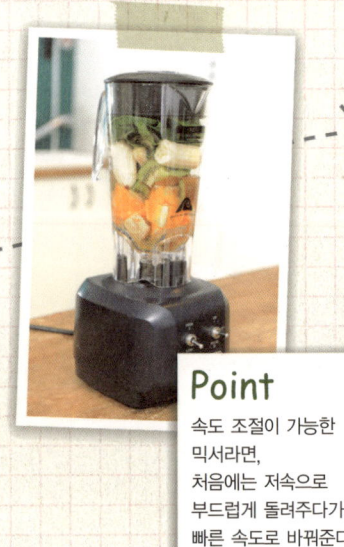

**Point**
속도 조절이 가능한 믹서라면,
처음에는 저속으로 부드럽게 돌려주다가 빠른 속도로 바꿔준다.

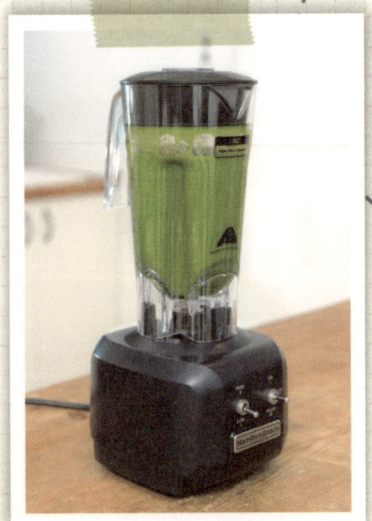

**14.** 부드럽게 잘 갈아졌다면 스위치를 끈다.

**15.** 위에서 내려다본 모습!

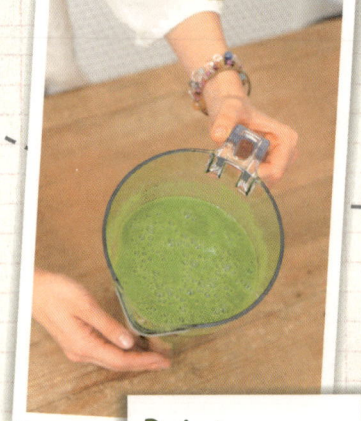

**Point**
컵에 따르기 전에 맛있게 되었는지 한입 먹어본다.
기호에 맞게 물이나 과일을 더 넣어도 괜찮다.

Chapter 2　How to Make a Green Smoothie

**12.** 재료가 서서히 섞이기 시작한다.

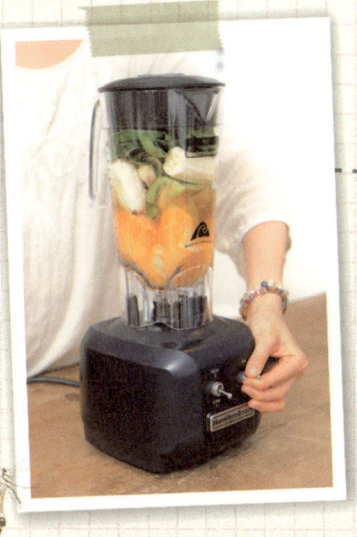

**13.** 알맹이가 없어질 때까지 갈아준다.

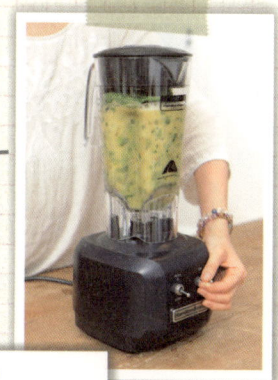

**Point**
표준적인 기준은 녹색이 가능한 한 고르게 보일 때까지.

**16.** 마음에 드는 컵에 따른다.

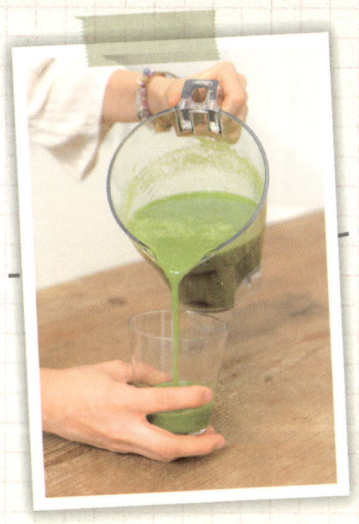

Finish!

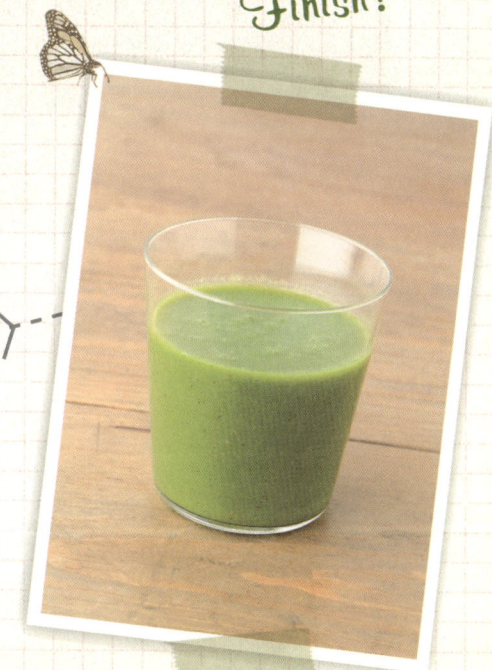

**17.** 완성!

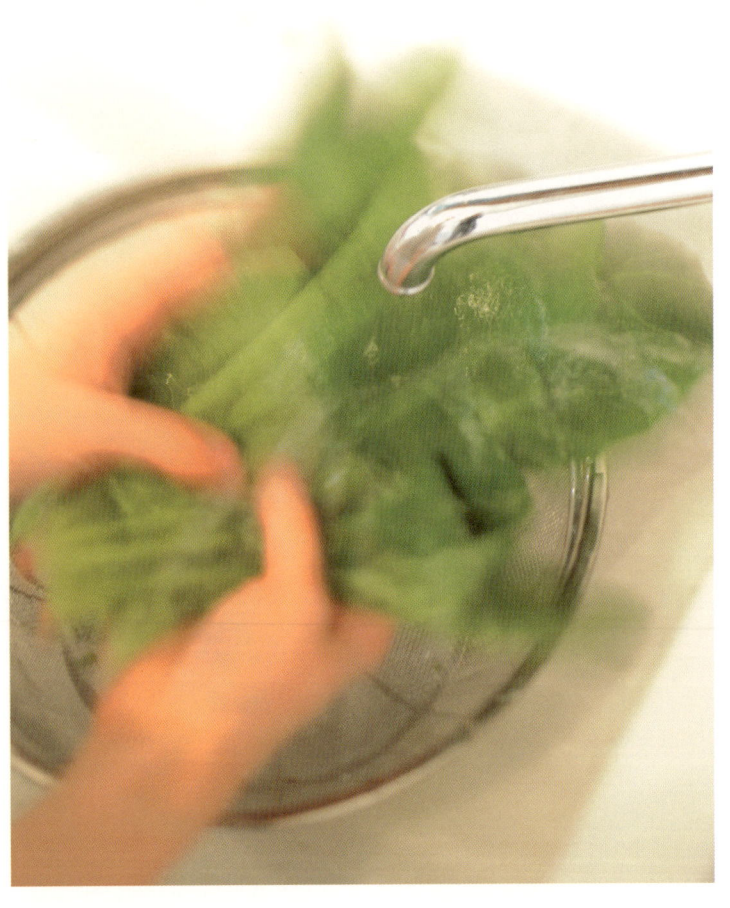

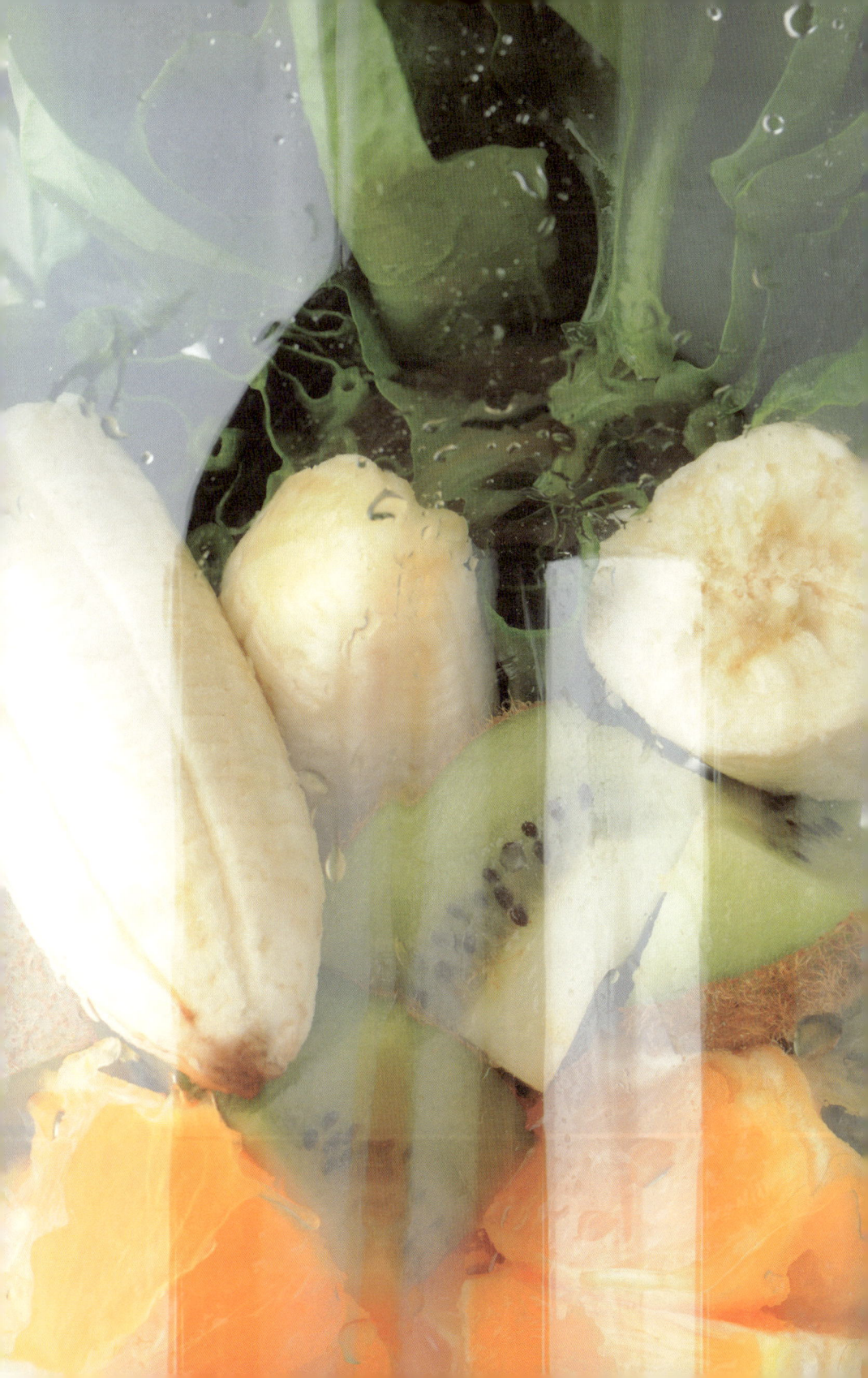

## 그린스무디가 맛있어지는 황금비율

그린스무디에 들어가는 그린과 과일의 비율은 4 대 6 정도가 가장 마시기 편하다고 한다. 처음에는 과일의 양을 더 늘린 2 대 8이나 1 대 9 정도로 시작해서 어느 정도 익숙해지면 차츰차츰 '그린'의 양을 늘려가는 것이 좋다.

여기서는 단맛과 신맛의 조화가 잘 어우러지는 '4 대 6'의 황금비율에 대해 소개해본다. 이제 막 시작한 지 얼마 되지 않아 무엇을 어느 정도 넣어야 할지 고민스러울 때, 혹은 그린스무디가 좀처럼 맛있게 만들어지지 않을 때 참고하면 좋다.

**황금비율**
감귤　　　　　2개
바나나 1개　또는　사과 1개
좋아하는 과일　1~2개
그린(생채소)　1/2팩
물　　　　　약 1컵

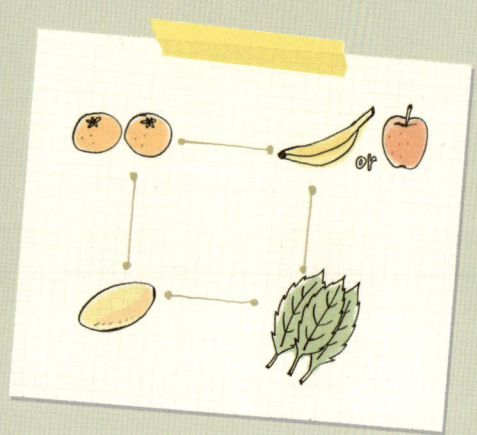

* 감귤은 표준적인 오렌지 크기 기준.
* 밀감과 같이 작은 것은 3개, 자몽처럼 큰 것은 1개 등 크기에 따라 조절한다
  (레몬 등 신맛이 강한 것은 양을 줄여서 넣는다).
* 좋아하는 과일은 어떤 것이라도 상관없다.
* 그린은 좋아하는 종류로 한 가지.
* 그린의 팩은 슈퍼에서 판매하는 표준적인 비닐 팩에 들어 있는 것을 기준으로 한다.
* 4 대 6의 비율이란 무게가 아닌 외관상으로 보이는 분량을 말한다.

## 그린의 양을 늘리고 싶다면

그린스무디의 맛에 익숙해지면, 그린의 양을 늘리고 싶어질지도 모른다.

그린이 많이 들어간 스무디를 슈퍼 그린스무디라고 부른다. 그린의 양을 늘릴 때는 상대적으로 과일의 양을 줄여야 한다. 같은 양으로 더 효과 좋은 그린의 파워를 마실 수 있기 때문이다. 그린의 양을 늘리면 외관상으로는 더욱 짙어진 녹색의 그린스무디가 만들어진다. 이때 주의할 점은 무리하게 넣지 말고, 어디까지나 '맛있는' 스무디의 느낌을 유지해야 한다는 것이다.

그린스무디를 일상적으로 마시다 보면, 자연히 미각과 기호가 변하게 되는 시기가 온다.

예를 들어 스무디에 더 많은 양의 그린을 넣고 싶어진다거나, 샐러드나 과일 등의 날(生)것이 먹고 싶어지기도 한다. 그동안 즐겨 먹었던 단맛이나 기름진 음식, 정크푸드에 대한 욕구가 아예 사라지고, 보다 건강한 식생활을 찾기 위해 노력하는 사람도 있다.

이것은 몸의 변화와 함께 자연스럽게 뒤따라오는 현상으로, 이 또한 개인마다 차이가 있기 때문에 무리하게 식생활을 바꾸려고 애써 노력하지 않아도 된다. 그저 자신의 몸에 귀를 기울이고, 자연스럽게 일어나는 변화를 즐겁게 받아들이면 된다.

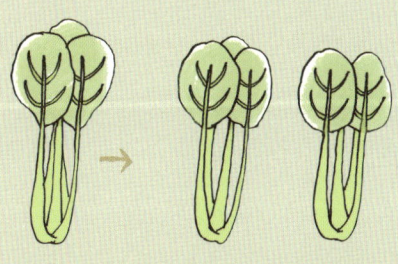

## 그린스무디에 이용할 수 있는 그린

한 해 동안 얻을 수 있는 그린은 여러 종류가 있다. 스무디를 처음 시작하는 사람들을 위한 마시기 편안한 것에서부터, 익숙해지고서야 맛이 느껴지는 조금 특색 있는 것에 이르기까지 매우 다양하다. 우리도 한번 여러 가지 그린에 도전해보자.

### Greens

- 그린스무디에 사용하는 그린의 종류는 기본적으로 한 번에 한 가지씩만. 허브향의 맛을 내기 위해 몇 가지 추가하는 경우를 제외하고는, 재료가 적은 쪽이 소화에도 부담을 덜 준다.

- 양상추는 기왕이면 흰색의 아이스버그레터스(슈퍼에서 주로 파는 것)보다 짙은 녹색의 서니레터스나 그린리프 같은 것을 사용하자. 녹색이 짙은 쪽이 클로로필을 다량 함유하고 있기 때문이다.

- 항상 같은 그린만을 사용하지 말고, 가능한 한 다양한 종류로 매일 바꿔서 넣어보자. 그린에는 '알카로이드'라고 불리는 미량의 독소가 함유되어 있는데, 이것이 체내에 축적되는 것을 방지하려면 계속해서 한 가지만을 사용하지 않도록 한다. 또한 여러 가지 종류를 먹음으로써 각기 다른 성분의 영양소를 섭취할 수 있다.

- 과일과 전분질로 이루어진 채소의 조합은 자칫 소화를 둔화시킬 수 있기 때문에, 그린스무디에는 뿌리채소류인 전분질 채소는 사용하지 않는다. 또 같은 그린이라도 양배추나 배추, 브로콜리, 케일 등의 줄기는 전분을 함유하고 있기 때문에 피하는 것이 좋다(케일은 줄기를 떼어내고, 잎사귀 부분만을 사용한다).

## 이런 그린을 이용한다  *숫자는 소개되어 있는 페이지

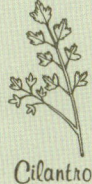
Cilantro

| | |
|---|---|
| 경수채 | p79 |
| 고수 | p71, 84, 85 |
| 공심채 | p71 |
| 깻잎 | p65, 81 |
| 당근 잎 | p61, 87 |
| 루콜라 | p75, 91 |
| 모로헤이야 | p69 |
| 물냉이 | p65 |
| 미나리 | p65 |
| 민트 | p75, 91 |
| 바질 | p71, 85 |
| 비타민 | p79 |
| 셀러리 | p75, 79, 84, 85 |
| 소송채 | p53, 75 |
| 수송나물 | p69 |
| 순무 잎 | p75 |

Shiso

Carrot Leaves

Spinach

| | |
|---|---|
| 시금치 | p30, 49, 79, 85 |
| 신선초 | p65 |
| 쑥갓 | p74, 92 |
| 양상추류 | p51, 69, 85, 91 |
| 유채꽃 | p64 |
| 쪽파 | p85 |
| 참나물 | p85 |
| 청경채 | p55 |
| 케일 | p69, 91 |
| 파슬리 | p57, 71, 93 |

Bok Choy

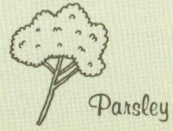
Parsley

## 그린스무디에 이용할 수 있는 과일

사시사철 때를 달리해서 나오는 과일은 그린의 풋내를 가라앉히고, 스무디에 다양한 맛의 변화를 가져다준다. 그날그날의 기분에 따라 자유로이 과일을 바꾸어주면서, 마음에 드는 맛의 배합을 발견하는 것 또한 즐거움 중의 하나다.

### Fruits

- 과일은 계절에 따라 신선한 것을 선택한다. 또 한 번에 너무 많은 종류의 과일을 넣지 않는 편이 간단해서 지속하기 쉽고, 맛은 물론 소화에도 부담을 덜 준다.

- 반드시 잘 익은 과일을 사용하도록 한다. 소화에도 도움을 줄뿐더러, 단맛도 훨씬 강하다.

- 감귤 이외의 과일은 씨앗이 있는 그대로 믹서에 갈아도 좋다. 단, 식감이 별로 좋지 않다고 생각되는 경우에는 빼내도록 한다. 망고나 복숭아 등의 단단한 씨앗은 제거한 뒤 과육만을 사용한다.

- 감귤의 씨앗은 쓴맛이 나기 때문에 전부 빼내도록 한다.

- 마시는 데 별문제가 되지 않는다면 사과, 배, 복숭아, 키위 등의 껍질은 벗기지 않은 채 그대로 사용해도 무방하다.

- 냉동 과일이나 말린 과일도 사용할 수 있다. 늘 준비해놓고 있으면, 신선한 과일이 부족할 때 편리하다. 상세한 내용은 칼럼 〈있으면 편리한 식재료〉 (58쪽)를 참조.

Chapter 2  How to Make a Green Smoothie

## 이런 과일을 이용한다 *숫자는 소개되어 있는 페이지

| | | | |
|---|---|---|---|
| 감 | p49, 74, 92 | 여름귤 | p55, 69 |
| 귤 | p49, 53, 74, 75, 79, 91 | 영귤 | p74 |
| 네이블오렌지 | p64 | 오렌지 | p30, 65 |
| 대추야자 | p79, 91, 93 | 오이 | p84, 85 |
| 딸기 | p57, 64, 65, 91 | 유자 | p79 |
| 라임 | p69 | 자두 | p55, 75 |
| 라즈베리 | p79, 93 | 자몽 | p57, 65, 69, 71, 75, 85 |
| 레몬 | p49, 51, 53, 55, 57, 65, 71, 75, 79, 84, 85, 92 | 천도복숭아 | p49, 69 |
| | | 키위 | p30, 53, 57, 79, 91 |
| 말린 코코넛 | p71, 91 | 토마토 | p51, 71, 85 |
| 망고 | p69, 71, 91 | 파인애플 | p51, 57, 69, 71 |
| 멜론 | p65 | 파파야 | p65 |
| 무화과 | p55, 75 | 파프리카 | p65, 85 |
| 바나나 | p30, 49, 51, 53, 55, 64, 69, 71, 75, 91, 92 | 패션프루츠 | p91 |
| | | 포도 | p57, 75 |
| 방울토마토 | p65 | 한라봉 | p65 |
| 배 | p53, 57, 75 | | |
| 복숭아 | p51, 55, 69, 75 | | |
| 블루베리 | p53, 69, 91, 93 | | |
| 사과 | p49, 53, 65, 75, 79 | | |
| 서양배 | p55, 57, 79, 91, 93 | | |
| 수박 | p51, 55, 71 | | |
| 아보카도 | p53, 79, 84, 85, 91 | | |

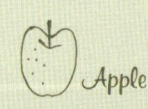

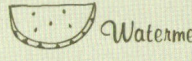

43

# Column 1  Handy items for Smoothie Making

## 있으면 편리한 아이템

스무디는 믹서 한 가지만으로도 만들 수 있지만, 가지고 있으면 그린스무디를 만드는 일상이 좀 더 즐거워지는 아이템을 소개해본다.

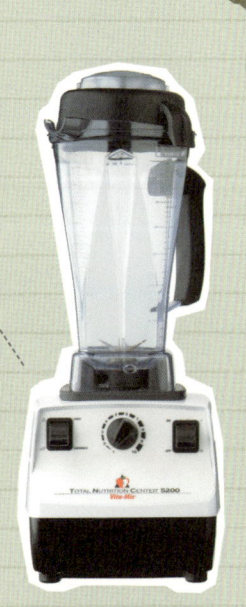

### Vita-mix
**바이타 믹서**

무엇이라도 분쇄하는 강력한 파워의 고속회전 믹서. 완성된 스무디가 무척 부드럽고 맛있다. 재료의 껍질을 벗긴다거나 잘게 자르는 수고를 덜어주기 때문에 시간도 절약된다.

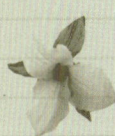

### Plastic Bottle
**플라스틱 병**

많은 양의 스무디를 만들었을 때 혹은 바로 마시지 않을 경우, 보관용으로 유용하게 쓸 수 있고, 외출할 때 휴대하기 편리한 필수품 중의 하나. 외출이 즐거워지는 나만의 스타일로 구비해보자. 오른쪽 500ml, 왼쪽 1L.

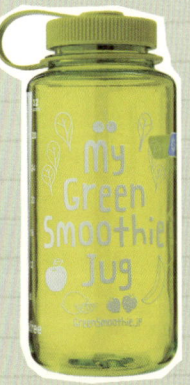
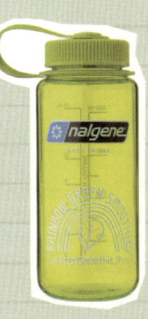

### Silicon Spoon
**실리콘 스푼**

스무디를 컵이나 용기에 쏟아부은 뒤, 믹서에 남은 분량을 깨끗이 긁어내는 데 편리한 아이템. 사이즈는 작고, 재질은 부드러운 것이 사용하기 좋다.

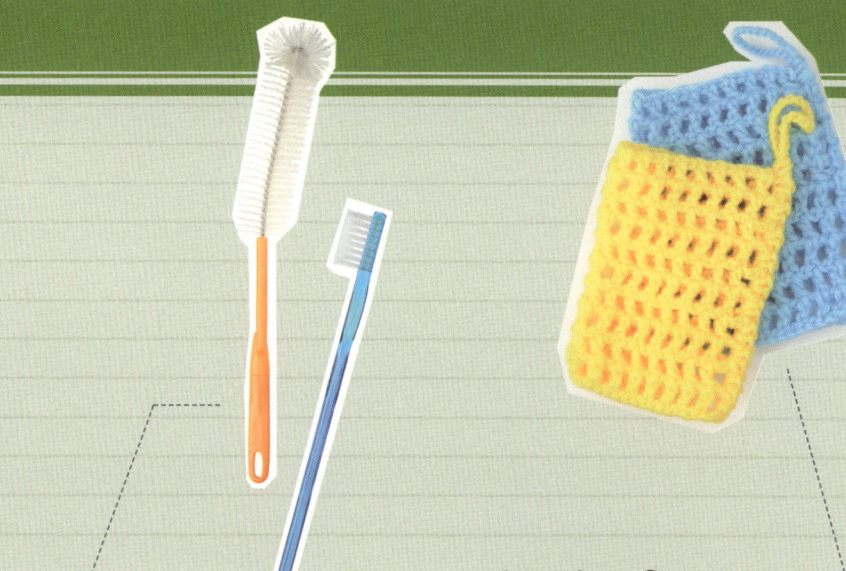

## Toothbrush
칫솔

믹서는 대개 흐르는 물에 씻기만 해도 불순물이 떨어지지만, 때로는 브러시로 깨끗하게 문질러 보관하는 것이 좋다. 좁은 홈이나 보관용 병 입구를 닦는 데도 유용하게 쓰인다.

## Acrylic Sponge
아크릴 스펀지

믹서 본체를 닦거나 용기 안쪽을 닦을 때 세제 역할까지 해주는, 다방면으로 사용 가능한 아이템. 보관용 병에 물과 함께 넣고 흔들어주면, 단단히 들러붙어 있던 찌꺼기도 쉽게 떨어진다.

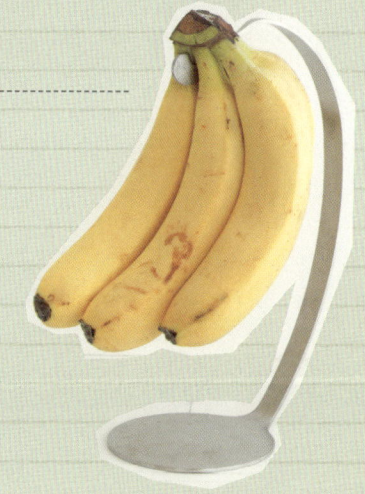

## Banana Stand
바나나 스탠드

그린스무디에는 잘 익은 바나나를 사용해야 한다. 방금 사온 푸른빛 도는 바나나를 걸어놓고, 껍질 표면에 검은 반점이 생길 때까지 기다려보자. 굳이 전용 스탠드가 아니어도 S자 후크를 대용하면 된다.

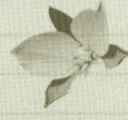

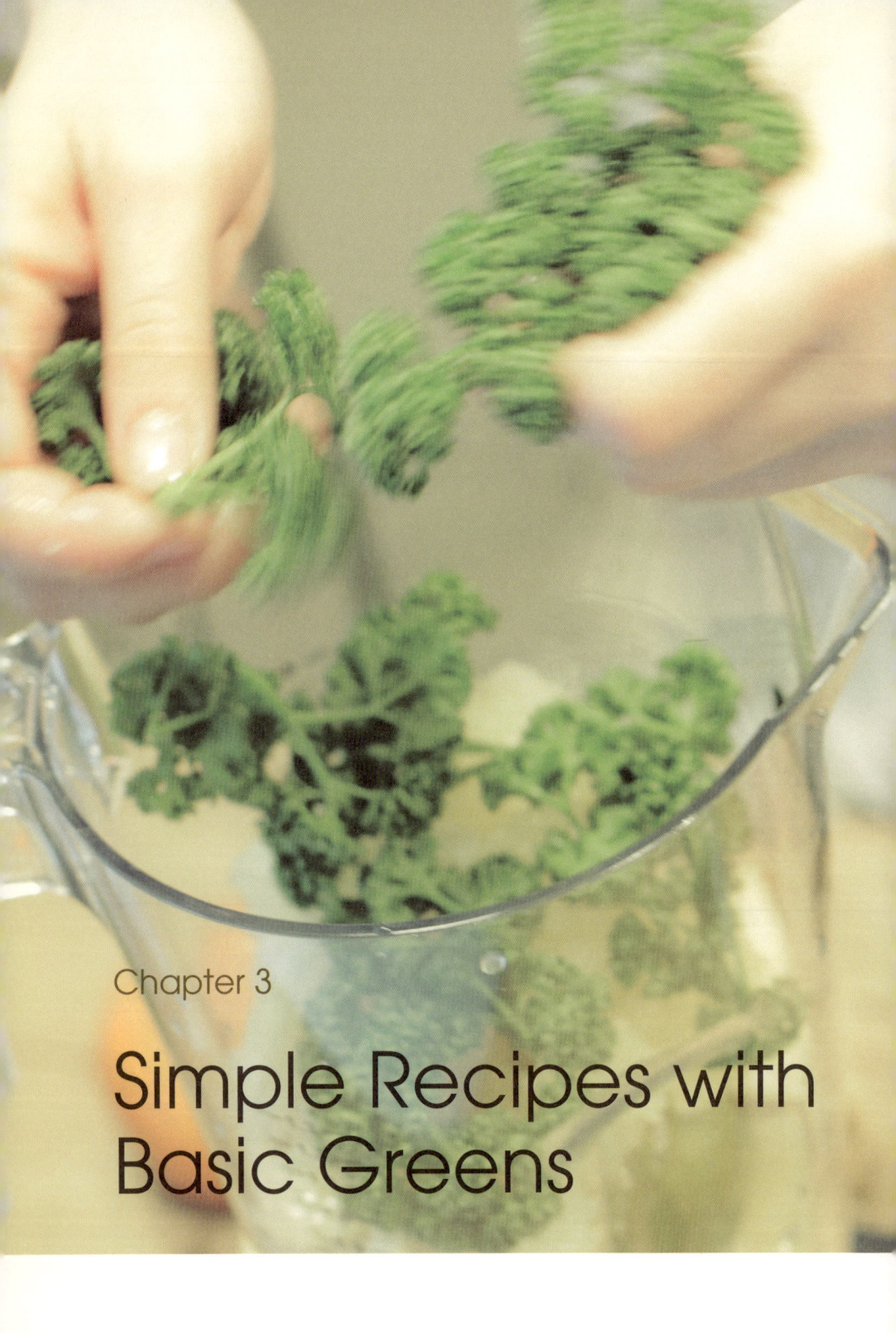

Chapter 3

# Simple Recipes with Basic Greens

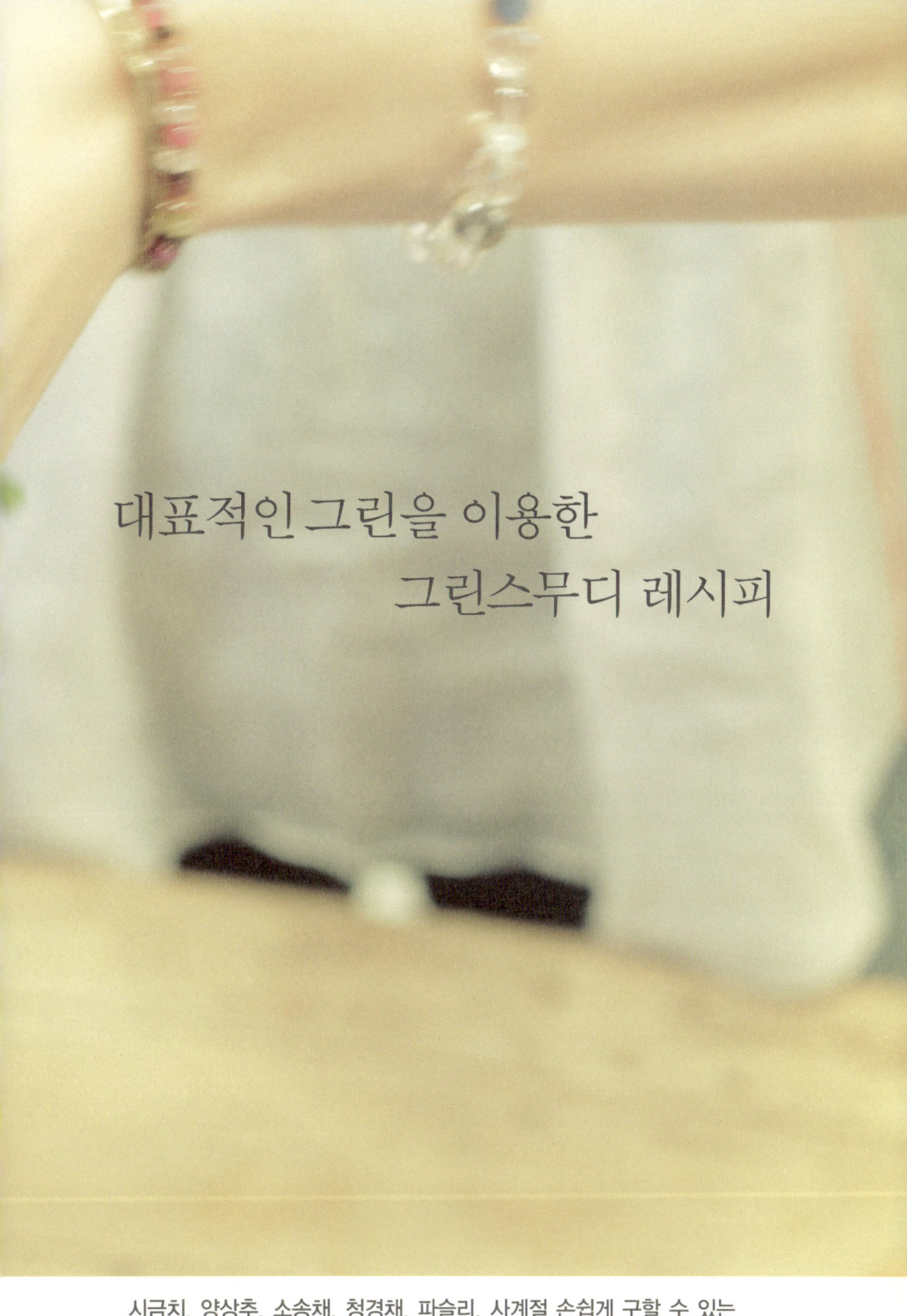

# 대표적인 그린을 이용한 그린스무디 레시피

시금치, 양상추, 소송채, 청경채, 파슬리. 사계절 손쉽게 구할 수 있는 그린을 이용해서 만든 심플하고도 기본적인 레시피.

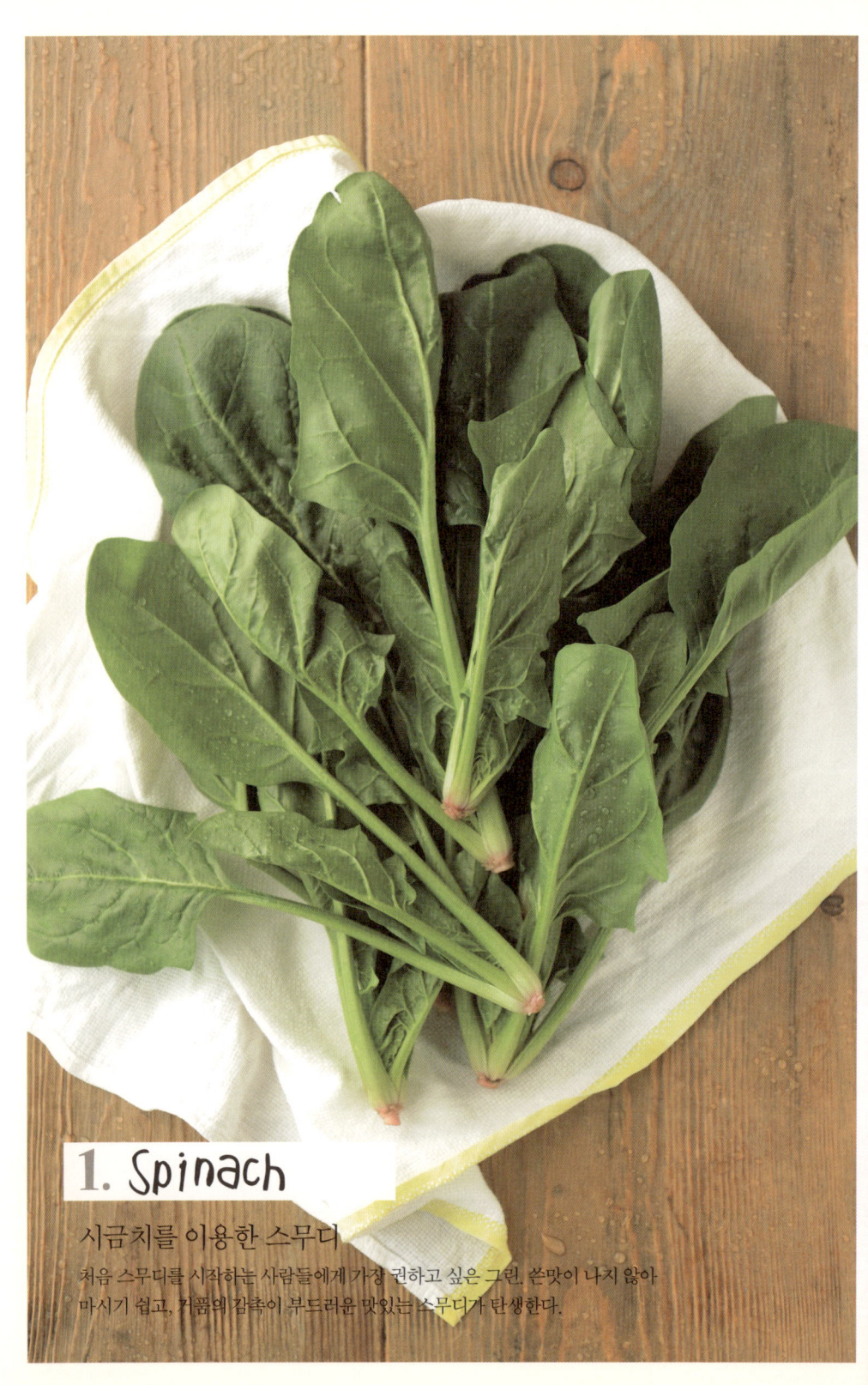

# 1. Spinach

시금치를 이용한 스무디

처음 스무디를 시작하는 사람들에게 가장 권하고 싶은 그린. 쓴맛이 나지 않아 마시기 쉽고, 거품의 감촉이 부드러운 맛있는 스무디가 탄생한다.

Chapter 3   Simple Recipes with Basic Greens

## 비기너를 위한
## 골든 콤비!

**E**

[재료]

| 시금치 | 1/4팩 |
| --- | --- |
| 바나나 | 3개 |
| 물 | 2컵 |

**TIPS!**

★ 바나나는 껍질 표면에 검은 반점이 있는
  잘 익은 것이 가장 좋다.

## 기본적인 재료를 이용한
## 황금 밸런스

**B**

[재료]

| 시금치 | 1/4팩 |
| --- | --- |
| 사과 | 1개 |
| 바나나 | 2개 |
| 물 | 2컵 |

**TIPS!**

★ 사과는 꼭지를 떼고 껍질과 씨 그대로를
  사용해도 OK!

## 감을 이용한
## 감칠맛 도는 스무디

**B**

[재료]

| 시금치 | 1/2팩 |
| --- | --- |
| 감 | 1개 |
| 귤 | 4개 |
| 물 | 1컵 |

**TIPS!**

★ 감은 잘 익은 것으로, 꼭지와 씨는
  제거한 뒤 껍질째 사용한다.

## 산뜻한 천도복숭아 향
## 그대로

**R**

[재료]

| 시금치 | 1/2팩 |
| --- | --- |
| 천도복숭아 | 3개 |
| 바나나 | 2개 |
| 레몬 | 1/2개 |
| 물 | 1컵 |

**TIPS!**

★ 천도복숭아는 씨를 빼고, 껍질째 사용한다.
★ 레몬은 껍질을 벗긴 뒤, 씨를 모두 제거한다.
★ 기호에 따라 레몬 껍질을 소량 넣어도 좋다.

※ 그린스무디의 레시피 분량은 약 1L이다.
※ 1팩은 시중에서 판매하는 비닐 팩을 말한다. 단, 엄격하게 양을 정하고 있지는 않다.
  채소의 양은 어디까지나 표준적인 것이기 때문에, 기호에 따라 양을 조절하면 된다.
※ 물의 양은 표준적인 것이다. 자신이 좋아하는 농도에 맞게 조절하면 된다.
※ 각 레시피에 적혀 있는 기호는 다음을 의미한다.

  **B** = BEAUTY(미용 효과)        **D** = DETOX(독소 배출)
  **R** = RECOVERY(피로 회복)      **E** = ENERGY UP(원기 회복)
  **S** = SLIMMING(저칼로리 다이어트)

49

# 2. Lettuce

## 양상추를 이용한 스무디

그린리프, 서니레터스, 로메인레터스, 베이비리프(어린잎채소) 등 여러 가지 종류의 레터스에 도전해보자.

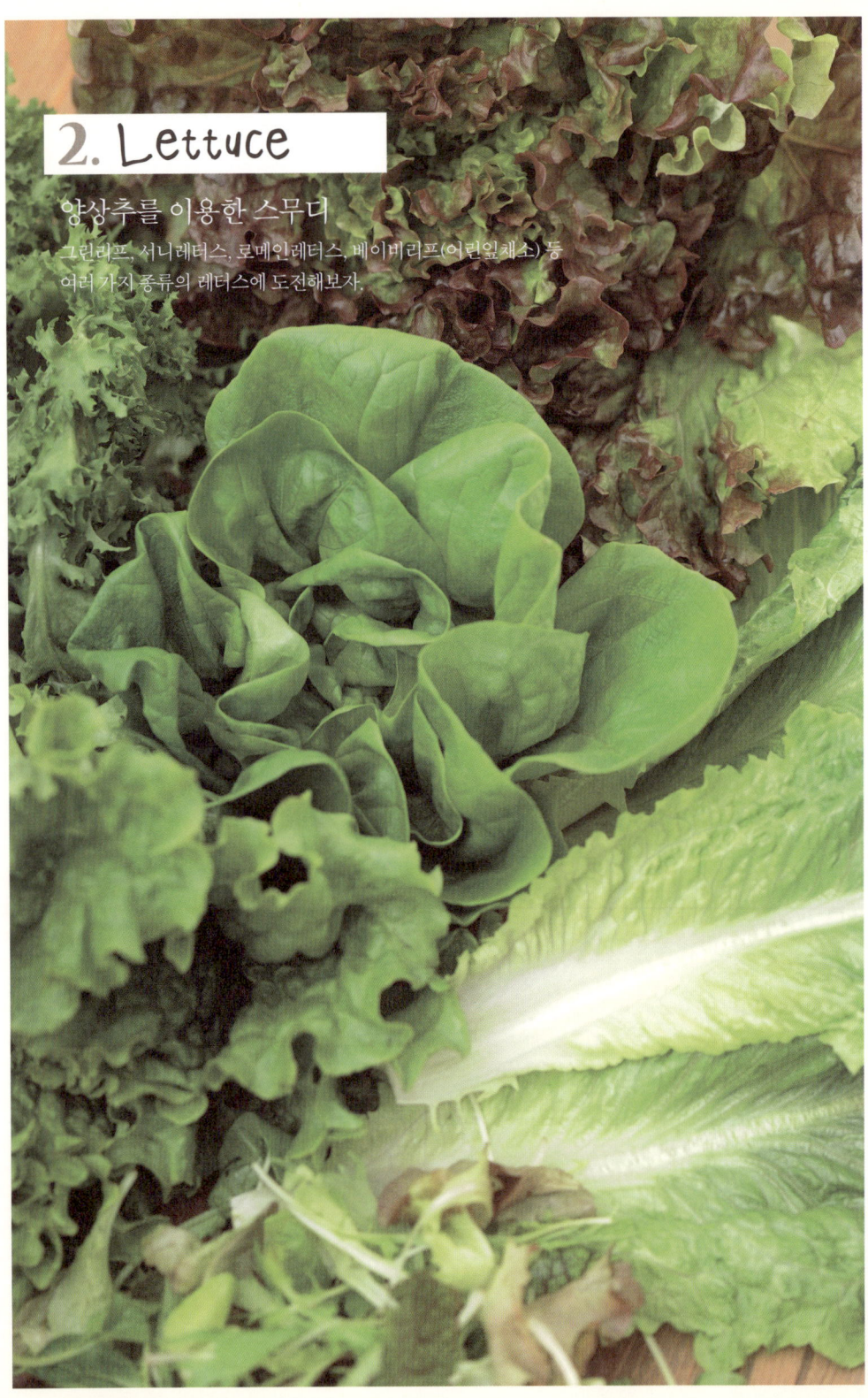

## 복숭아와 양상추의
## 신선한 콤비네이션

**B**

[재료]

| | |
|---|---|
| 양상추 | 1/4통 |
| 복숭아 | 3개 |
| 물 | 2컵 |

**TIPS!**

★ 양상추는 녹색이 짙은 것으로 고른다.
★ 복숭아는 씨를 빼고, 껍질째 사용한다.


## 트로피컬 &
## 스위트

**D**

[재료]

| | |
|---|---|
| 서니레터스 | 1/4통 |
| 파인애플 | 1/4개 |
| 바나나 | 2개 |
| 물 | 2컵 |

**TIPS!**

★ 파인애플은 껍질만 벗기고 심지 부분은 그대로 사용한다.


## 한여름 수분
## 보충용으로!

**R**

[재료]

| | |
|---|---|
| 로메인레터스 | 1/2개 |
| 수박 | 1/6통 |
| 레몬 | 1/2개 |

**TIPS!**

★ 수박은 씨까지 넣어도 OK!
★ 수박은 수분이 많기 때문에 물을 넣지 않아도 된다.
★ 레몬은 껍질을 벗기고, 씨를 모두 제거한다.


## 토마토를 통째로 넣은
## FRESH 토마토주스

**S**

[재료]

| | |
|---|---|
| 어린잎채소 | 1/2팩 |
| 토마토 | 4개 |
| 레몬 | 1/2개 |
| 물 | 1/2컵 |

**TIPS!**

★ 토마토는 꼭지가 단단한 경우 떼어낸다.
★ 레몬은 껍질을 벗기고, 씨를 모두 제거한다.

# 3. Komatsuna

## 소송채를 이용한 스무디

대표적인 그린 중 하나. 소송채는 구하기 쉽고, 질리지 않아 자주 등장하는 기본적인 채소다.

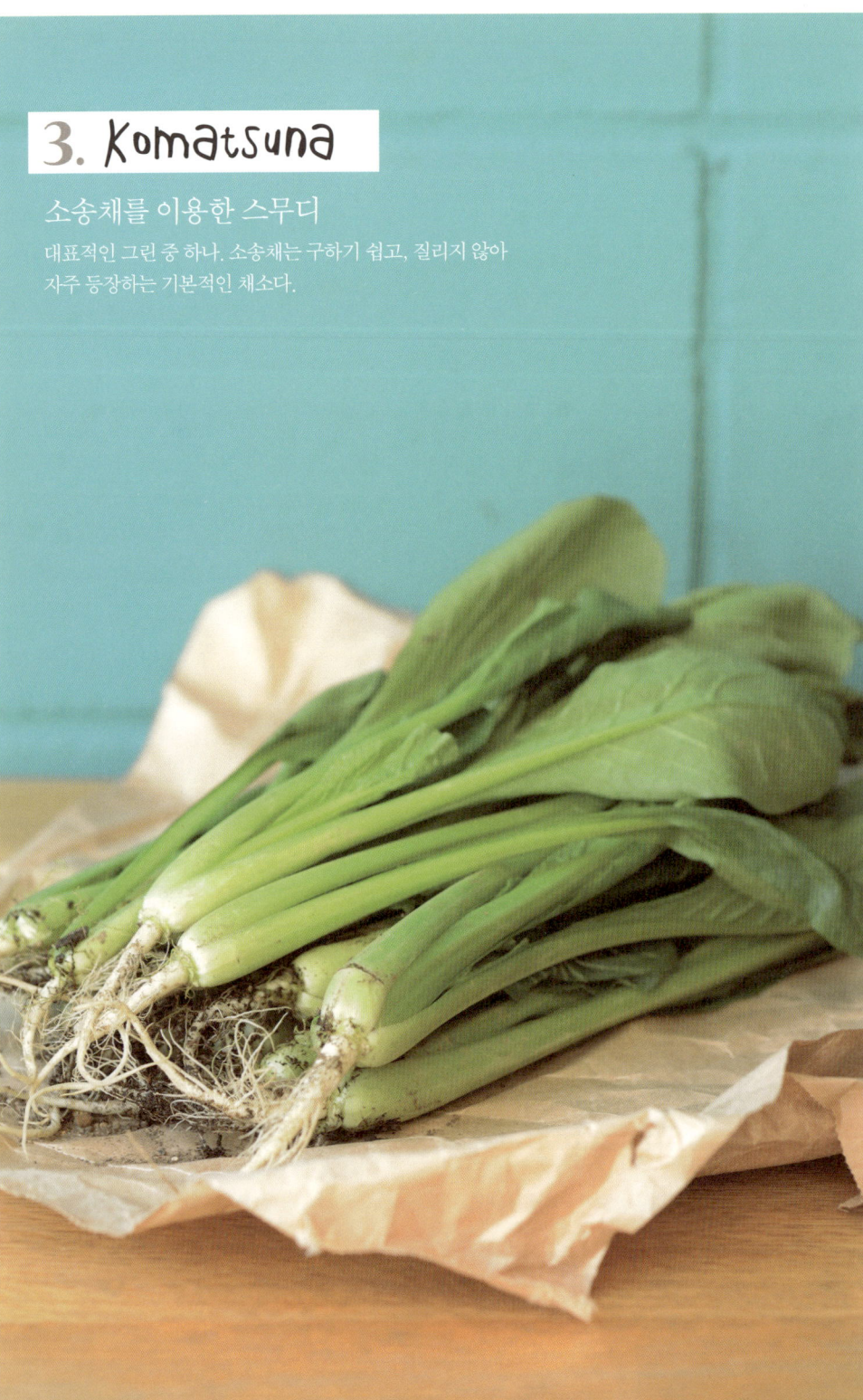

Chapter 3    Simple Recipes with Basic Greens

## 소송채와 사과의 뛰어난 조화

### D

[재료]

| | |
|---|---|
| 소송채 | 1/4팩 |
| 사과 | 2개 |
| 물 | 2컵 |

**TIPS!**

★ 사과는 꼭지를 떼고, 껍질과 씨까지 그대로 사용한다.

## 자꾸 먹고 싶어지는 조합의 정석!

### B

[재료]

| | |
|---|---|
| 소송채 | 1/4팩 |
| 키위 | 1개 |
| 귤 | 4개 |
| 물 | 2컵 |

**TIPS!**

★ 키위는 끝 부분이 질긴 것에 주의! 위아래의 꼭지를 떼어내고, 껍질째 사용해도 된다.

## 신맛이 감도는 상쾌한 맛

### R

[재료]

| | |
|---|---|
| 소송채 | 1/4팩 |
| 배 | 1개 |
| 바나나 | 1개 |
| 레몬 | 1/2개 |
| 물 | 1컵 |

**TIPS!**

★ 배는 꼭지를 떼고, 껍질과 씨 그대로 OK.
★ 레몬은 껍질을 벗기고, 씨를 모두 제거한다.

## 블루베리의 사치스러운 악센트!

### E

[재료]

| | |
|---|---|
| 소송채 | 1/2팩 |
| 블루베리 | 200g |
| 사과 | 1개 |
| 아보카도 | 1/6개 |
| 물 | 2컵 |

**TIPS!**

★ 아보카도를 넣으면, 부드러운 거품이 있는 스무디가 만들어진다.
★ 블루베리는 생(生)으로도 혹은 냉동으로도 OK.

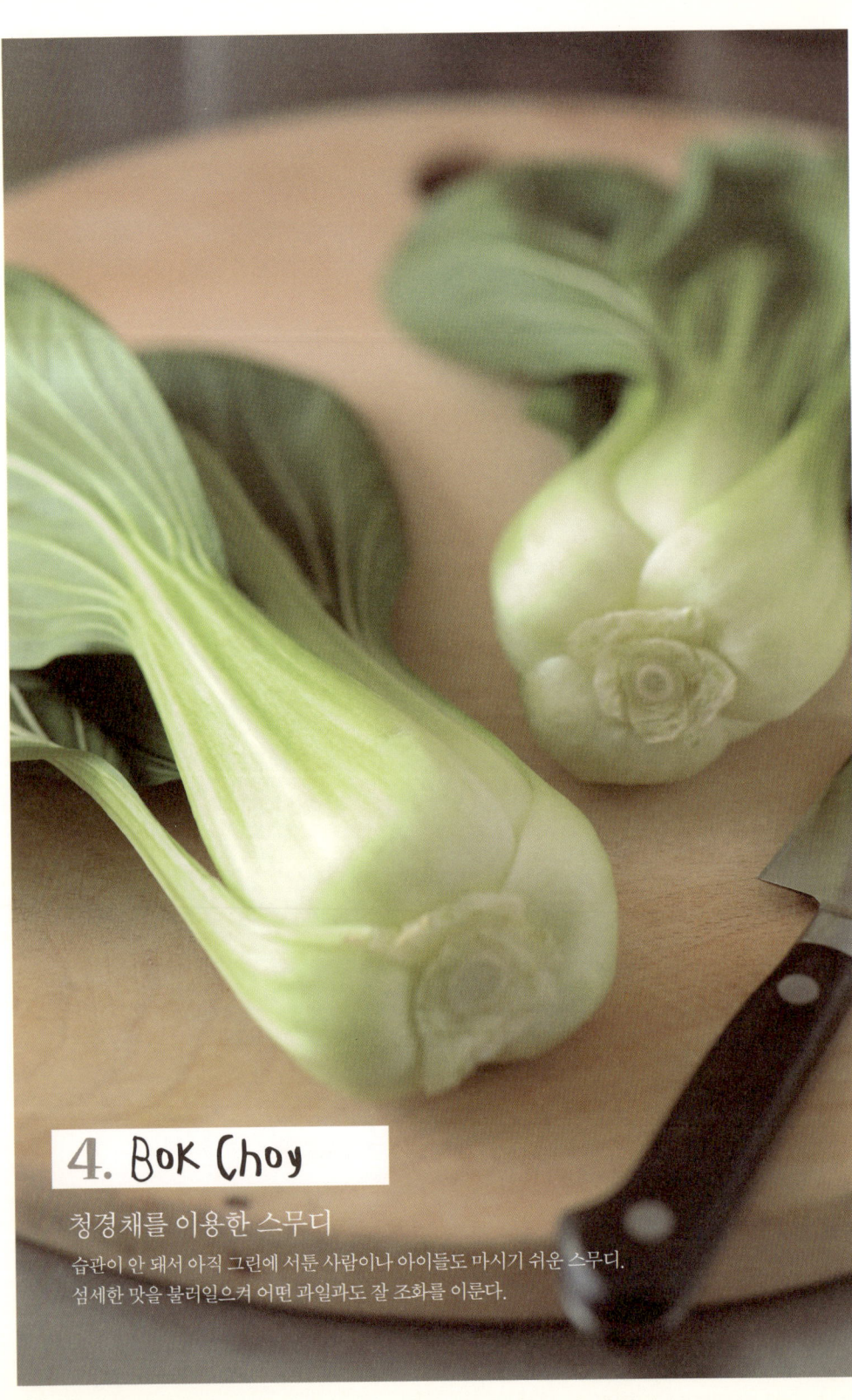

# 4. BOK Choy

### 청경채를 이용한 스무디

습관이 안 돼서 아직 그린에 서툰 사람이나 아이들도 마시기 쉬운 스무디.
섬세한 맛을 불러일으켜 어떤 과일과도 잘 조화를 이룬다.

Chapter 3　Simple Recipes with Basic Greens

## 단맛을 자제한 깔끔한 맛

### S

[재료]

| | |
|---|---|
| 청경채 | 1/2팩 |
| 여름귤 | 4개 |
| 물 | 2컵 |

**TIPS!**
* 단맛이 적기 때문에 신맛을 선호하는 사람에게 알맞다.
* 하귤(여름귤)은 껍질을 벗기고, 씨를 빼낸다.

## 우아한 단맛이 입 안 가득 퍼진다!

### E

[재료]

| | |
|---|---|
| 청경채 | 1/4팩 |
| 복숭아 | 2개 |
| 바나나 | 1개 |
| 물 | 2컵 |

**TIPS!**
* 복숭아는 씨를 빼고, 껍질째 사용한다.

## 수박과 자두의 의외의 조화

### R

[재료]

| | |
|---|---|
| 청경채 | 1/2팩 |
| 수박 | 1/6통 |
| 자두 | 2개 |

**TIPS!**
* 수박은 씨째 넣어도 좋다.
* 수박은 수분이 많기 때문에 물을 넣지 않아도 된다.
* 자두는 씨를 빼고, 껍질째 사용한다.

## 가을을 대표하는 부드러운 맛의 스무디

### D

[재료]

| | |
|---|---|
| 청경채 | 1/4팩 |
| 서양배 | 2개 |
| 무화과 | 3개 |
| 레몬 | 1/2개 |
| 물 | 2컵 |

**TIPS!**
* 서양배는 꼭지를 떼고, 껍질과 씨째 그대로 사용한다.
* 무화과는 껍질까지 통째로 넣는다.
* 레몬은 껍질을 벗기고, 씨를 모두 제거한다.

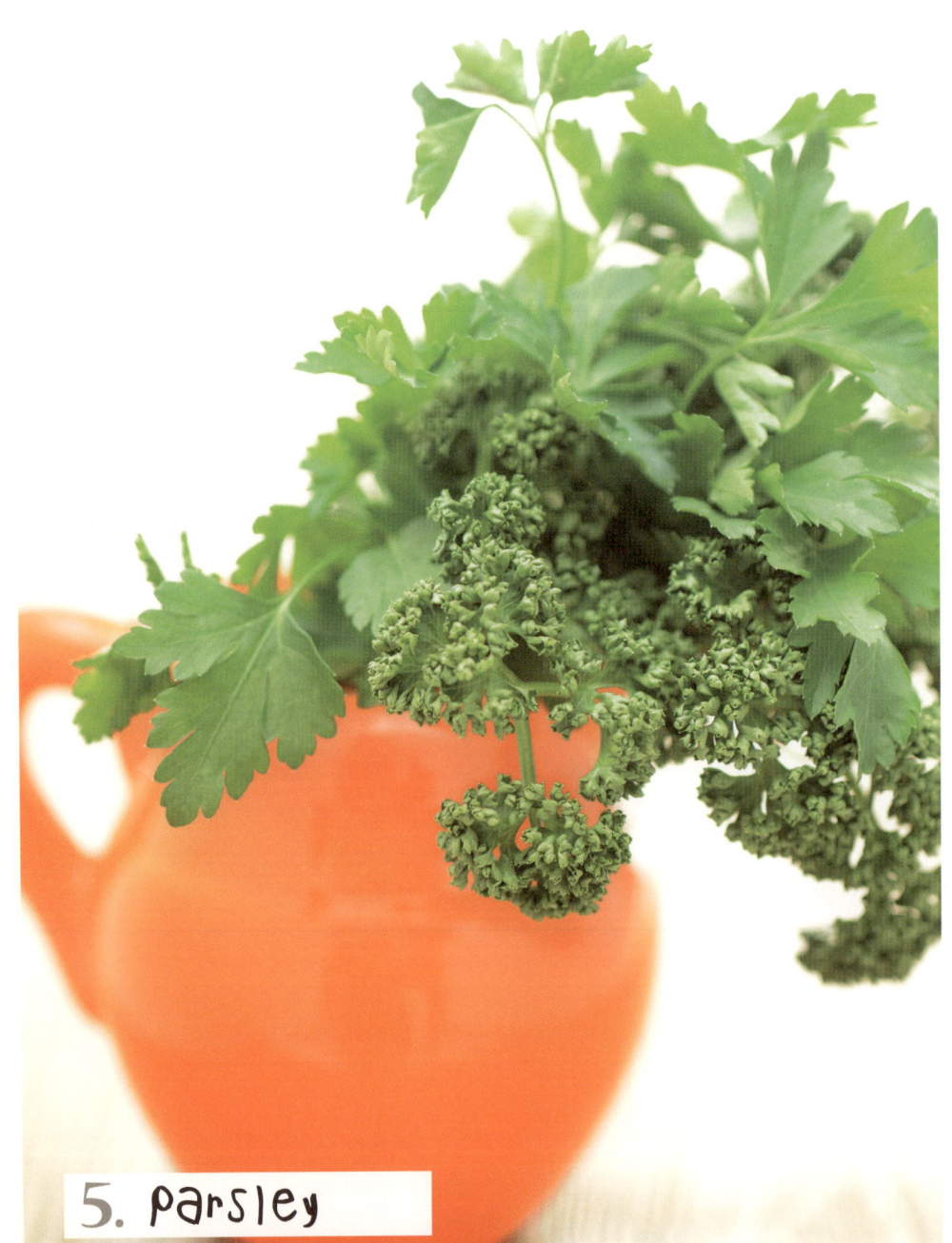

# 5. parsley

### 파슬리를 이용한 스무디

생각 외로 그린스무디와 잘 어울리는 파슬리.
몸이 피로할 때 마시면 좋다.

Chapter 3 Simple Recipes with Basic Greens

## 원기를 북돋우는
## 파슬리의 파워!

### B

**[재료]**

| | |
|---|---|
| 파슬리 | 1/4팩 |
| 딸기 | 1팩 |
| 물 | 1컵 |

**TIPS!**

★ 파슬리의 굵은 줄기 부분은 질기기 때문에 넣지 않는다.
★ 딸기는 꼭지째 넣어도 OK.

## 서양배를 넣으면
## 고급스러운 맛

### D

**[재료]**

| | |
|---|---|
| 파슬리 | 1/4팩 |
| 서양배 | 2개 |
| 키위 | 1개 |
| 물 | 2컵 |

**TIPS!**

★ 서양배는 꼭지를 떼고 껍질과 씨 모두 사용한다.
★ 키위는 끝 부분이 질긴 것에 주의! 위아래 꼭지를 떼고, 껍질째 OK.

## 졸린 아침을
## 상쾌하게!

### S

**[재료]**

| | |
|---|---|
| 파슬리 | 1/2팩 |
| 자몽 | 2개 |
| 파인애플 | 1/4개 |
| 물 | 1컵 |

**TIPS!**

★ 자몽은 겉껍질과 속껍질을 벗긴 뒤, 씨를 모두 제거한다.
★ 파인애플은 칼로 꼭지와 껍질을 벗기고, 심지째 사용한다.

## 포도송이 그대로 넣어
## 깔끔한 블렌드

### R

**[재료]**

| | |
|---|---|
| 파슬리 | 1/2팩 |
| 포도 | 1송이 |
| 배 | 1개 |
| 레몬 | 1/2개 |
| 물 | 1컵 |

**TIPS!**

★ 포도는 껍질과 씨까지 그대로 사용한다.
★ 배는 꼭지를 떼고, 껍질과 씨까지 그대로 사용한다.
★ 레몬은 껍질을 벗기고, 씨를 모두 제거한다.

# Column 2  Fun Additions for a Delicious Smoothie

## 있으면 편리한 식재료

스무디의 기본 식재료는 신선한 과일과 그린. 하지만 다음과 같은 식재료들을 첨가하면 레퍼토리가 더욱 다양해진다.

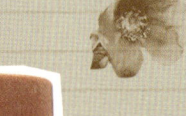

### Spices
**향신료**

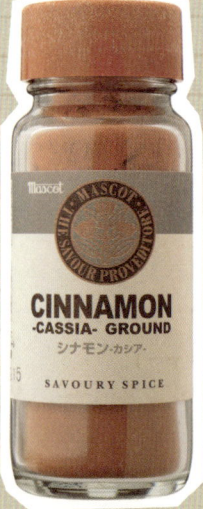

그린스무디의 맛에 변화를 줄 수 있는 아이템. 단맛이 나는 스무디에는 시나몬(계피로 만든 향신료)이나 바닐라 빈스를, 달지 않은 스무디에는 칠리 파우더나 커민 또는 카레 파우더를 넣어보자.

### Garlic
**마늘**

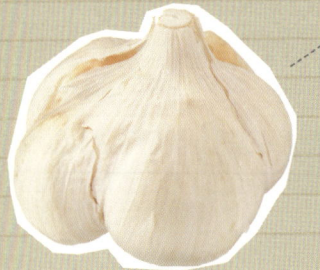

달지 않은 과일을 이용해서 만든 스무디(5장 참조)에 조금 넣으면, 맛에 대한 만족감이 상승한다. 너무 많이 넣지 않도록 주의!

### Ginger
**생강**

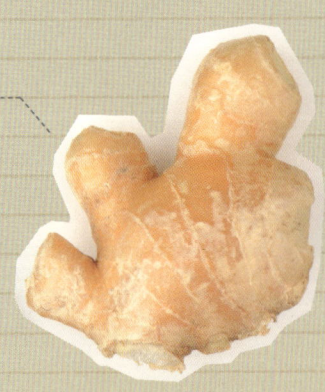

수프뿐만 아니라 단맛이 나는 스무디에도 잘 어울린다. 특히 겨울철, 몸을 따뜻하게 해주는 효과가 있다. 냉동 보관도 가능하다.

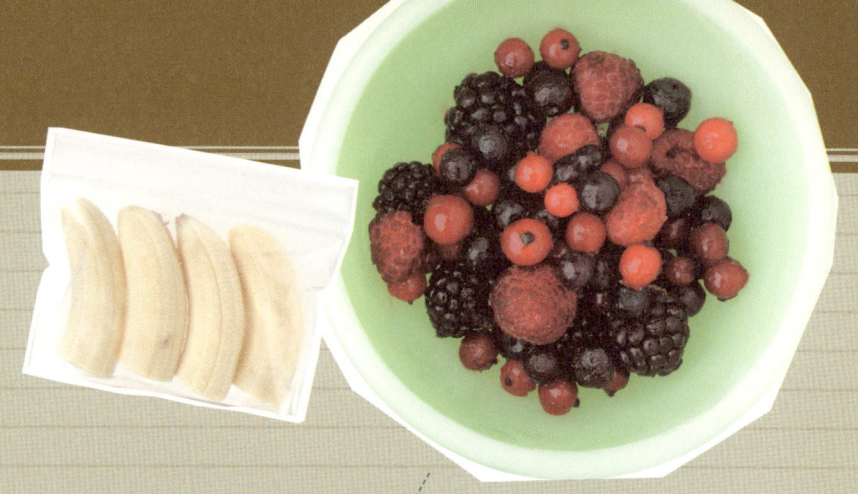

## Frozen Fruits
냉동 과일

그린스무디에는 냉동 베리류의 과일이나 망고 등도 사용할 수 있다. 또한 묶음으로 할인 판매하는 과일을 샀을 경우에는 적당하게 잘 익은 상태에서 냉동실에 보관했다가 필요할 때 꺼내 쓰면 된다. 냄새가 배는 것을 방지하기 위해 지퍼가 달린 냉동용 비닐 팩에 넣어서 보관하는 것이 좋다. 사용할 때 편리하도록 소량씩 넣어서 보관할 수 있는 크기가 적당하다.

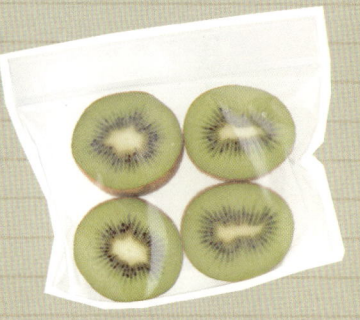

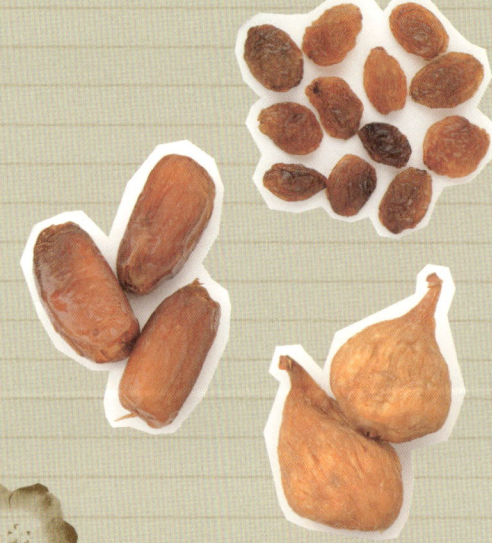

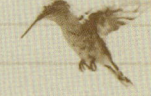

## Dry Fruits
말린 과일

대추야자, 건포도, 말린 무화과 등을 상비해두면, 그린스무디에 단맛을 가미하고 싶을 때나 단맛의 과일이 부족할 때 편리하게 이용할 수 있다.

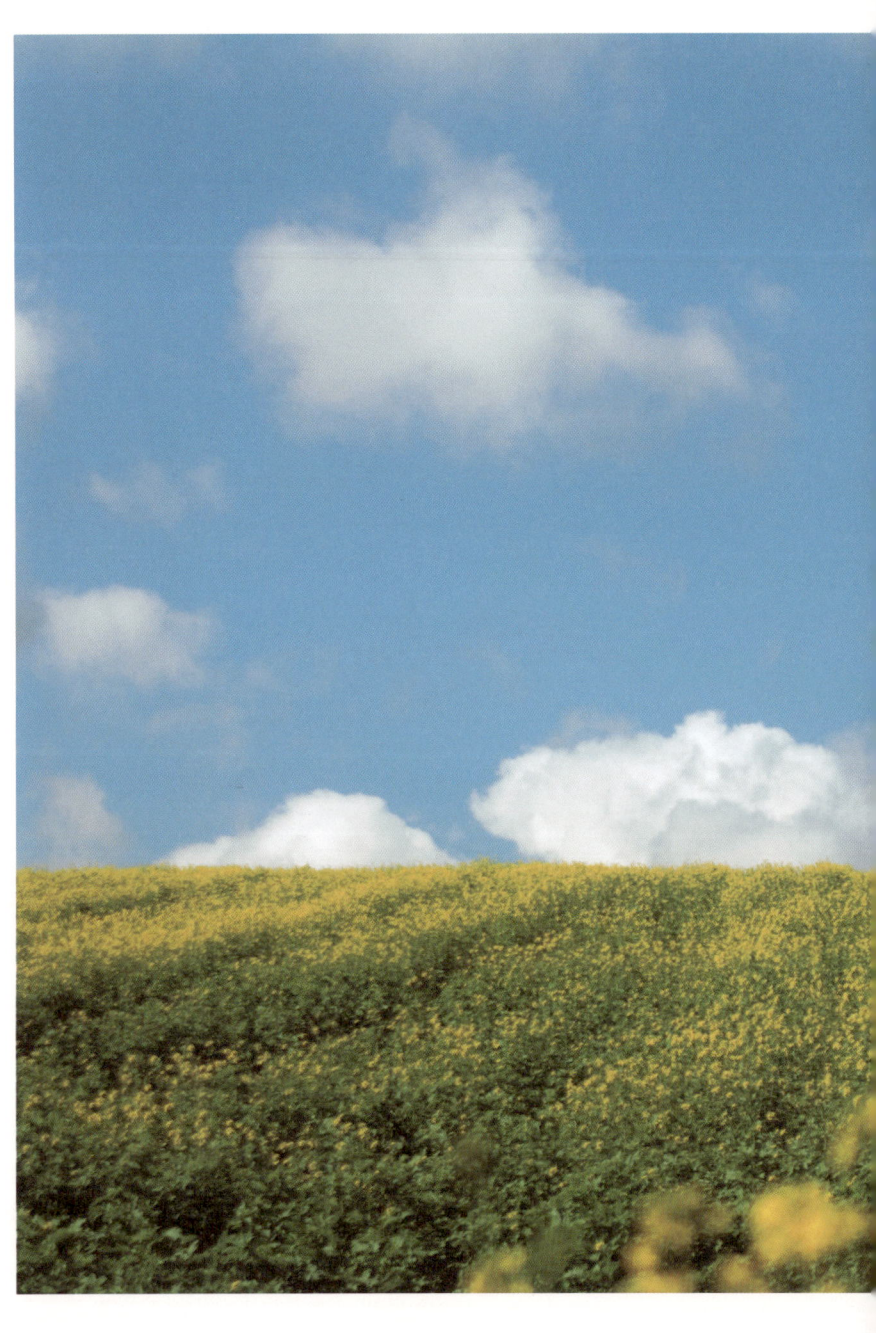

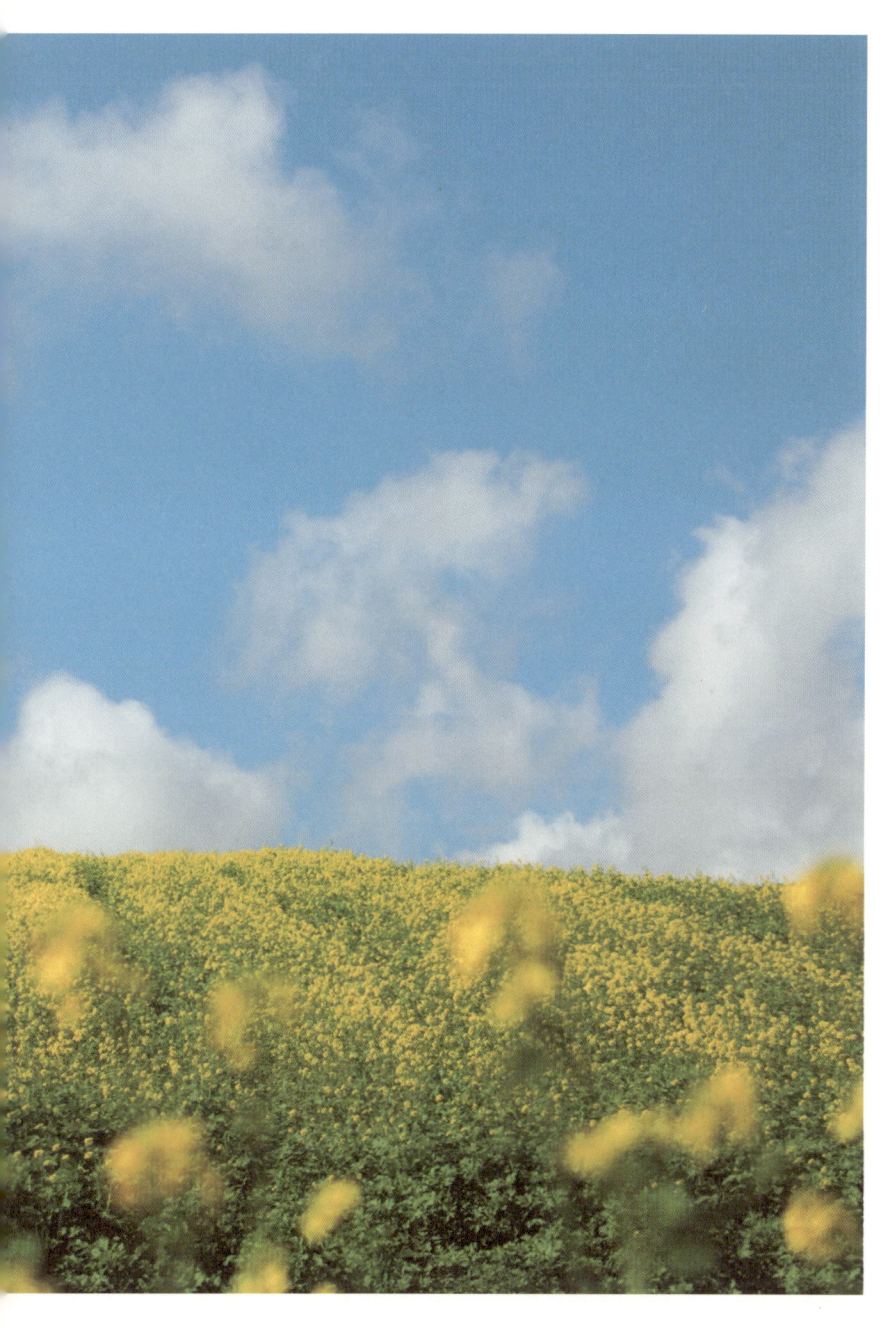

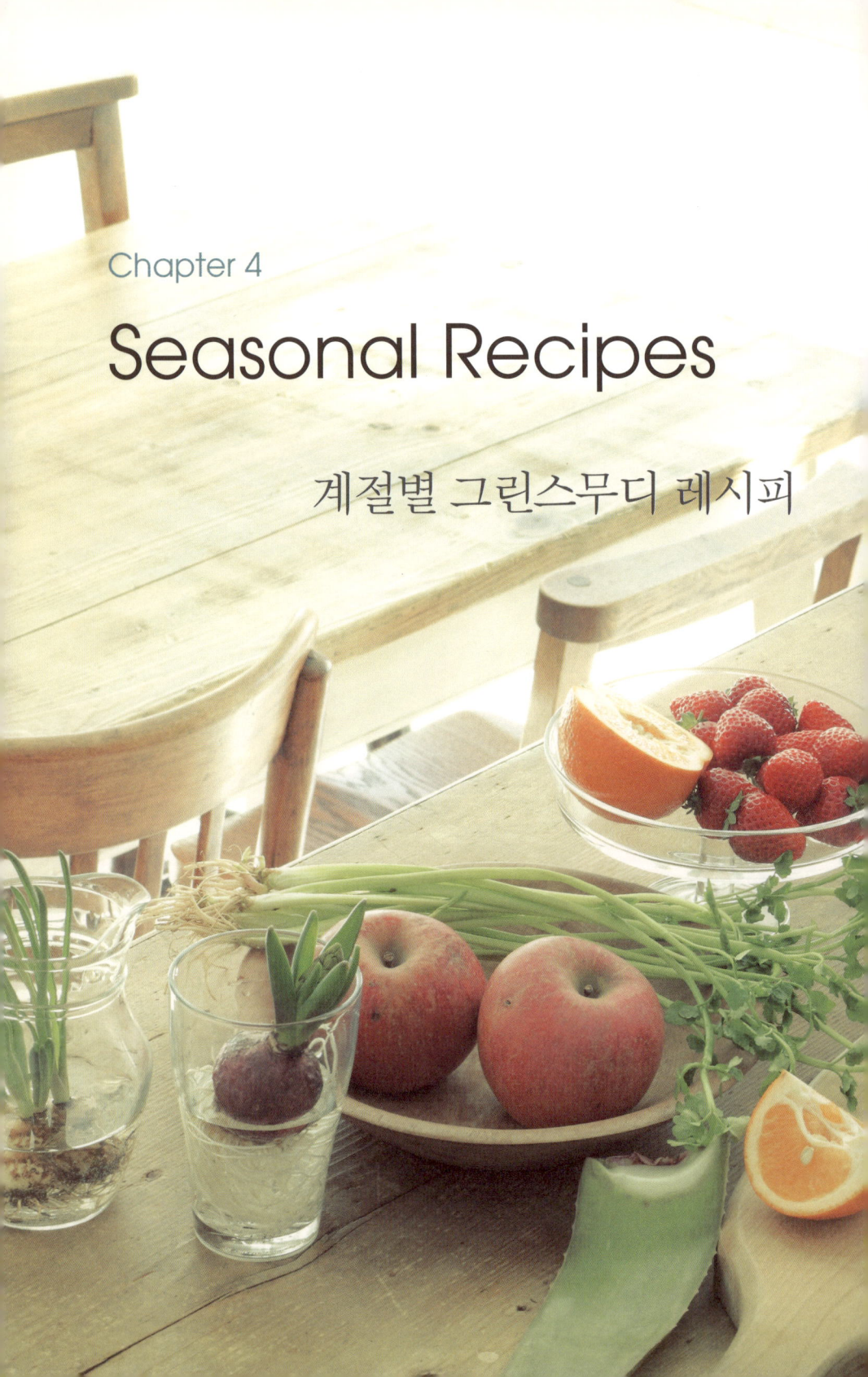

Chapter 4
# Seasonal Recipes

계절별 그린스무디 레시피

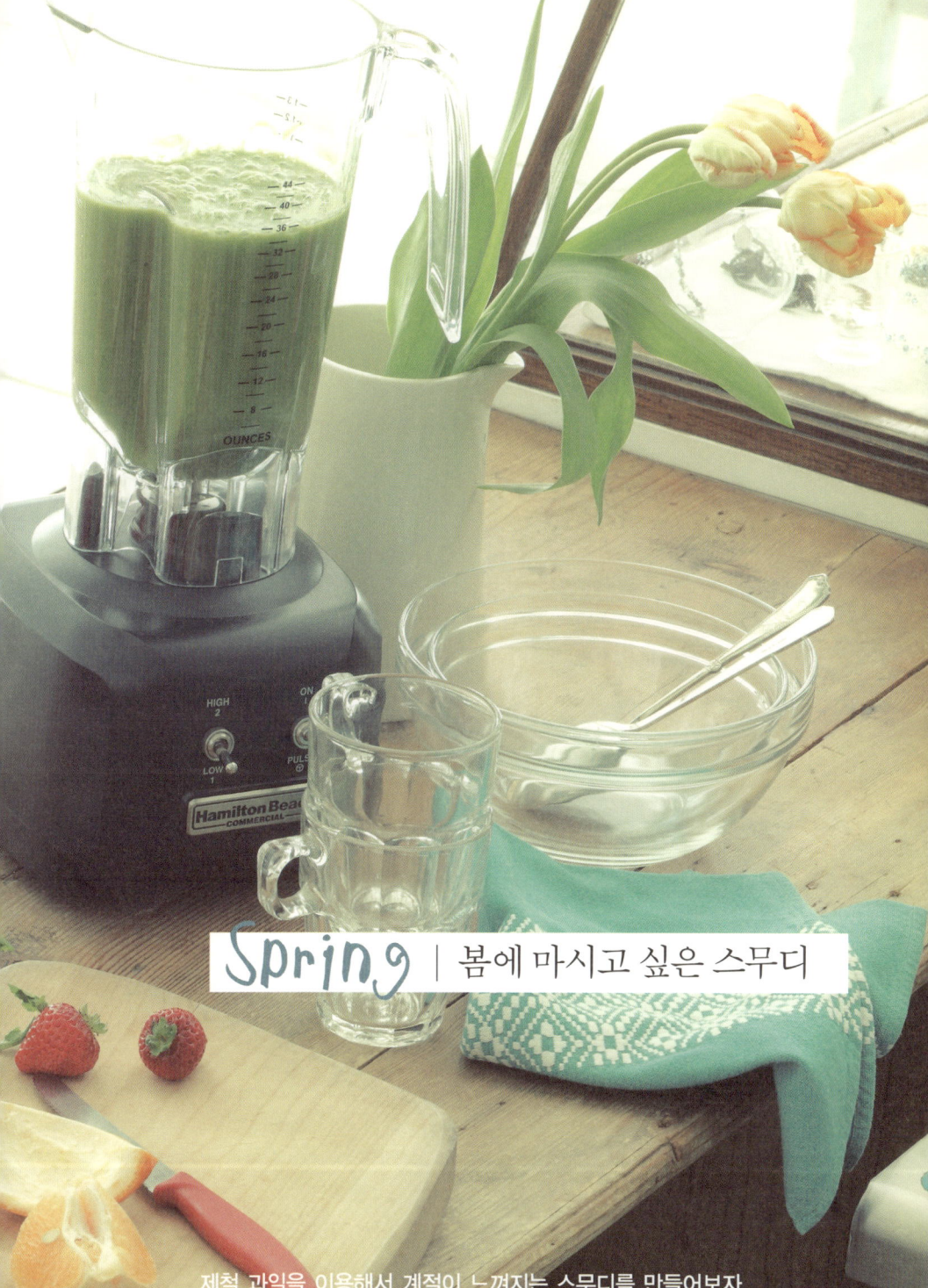

## Spring | 봄에 마시고 싶은 스무디

제철 과일을 이용해서 계절이 느껴지는 스무디를 만들어보자.
달콤한 봄 향기를 담아…

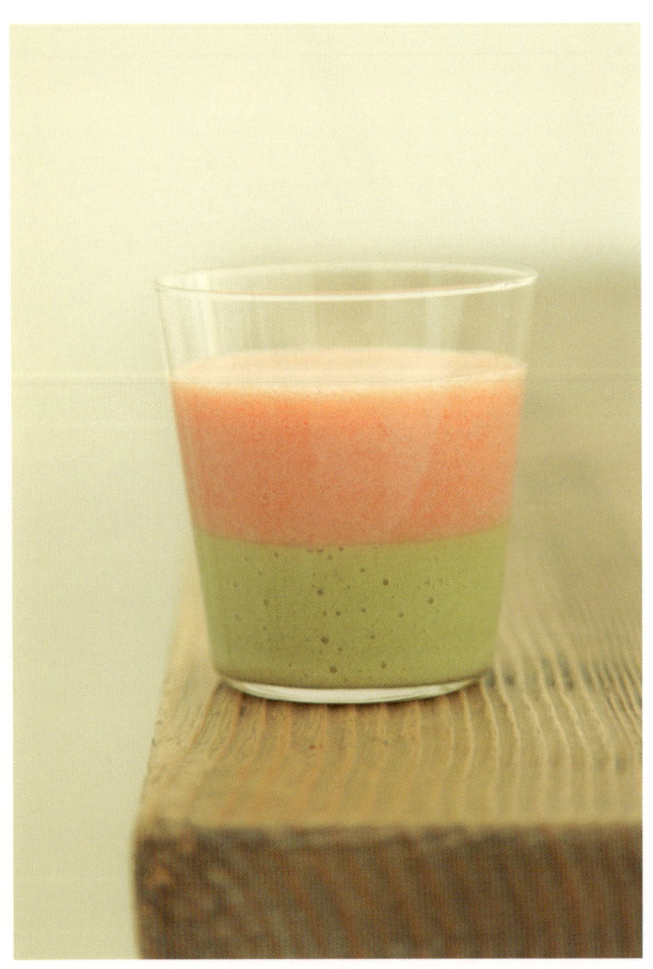

## Kid's Smoothie
## 해피 키즈 스무디

### [재료]

| | |
|---|---|
| 딸기 | 10개 |
| 네이블오렌지 | 2개 |
| 바나나 | 1개 |
| 유채꽃 | 1/6팩 |
| 물 | 1컵 |

### TIPS!

★ 채소를 잘 먹지 않는 아이들이 좋아할 만한 컬러풀한 스무디.
★ 그린의 양은 처음부터 너무 많이 넣지 않도록 한다.
★ 네이블오렌지는 껍질을 벗기고 씨를 제거한다.

■ **2개의 층이 생기도록 하려면**

★ 처음에는 과일만 반 정도 믹서에 넣고 갈아서 놓는다.
★ 나머지 반 정도 남은 과일에 그린을 넣고 믹서에 간다.
★ 그린 → 핑크의 순서로 컵에 따른다.

## 봄의 숨결이 느껴지는 스무디 p62

B

[재료]

| | |
|---|---|
| 딸기 | 5개 |
| 청견오렌지 | 2개 |
| 사과 | 1개 |
| 알로에베라 | 5cm |
| 미나리 | 1/3팩 |
| 물 | 1컵 |

**TIPS!**

★ 딸기는 꼭지 그대로 넣는다.
★ 청견오렌지는 껍질을 벗기고, 씨를 제거한다.
★ 알로에베라는 껍질을 벗기고 사용한다.

## 스프링 베지터블 믹스

S B

[재료]

| | |
|---|---|
| 딸기 | 5개 |
| 한라봉 | 2개 |
| 파프리카 | 1/2개 |
| 방울토마토 | 10개 |
| 당근 잎 | 1줄기 |
| 물 | 2컵 |

**TIPS!**

★ 한라봉은 껍질을 벗기고 씨를 제거한다.
★ 당근 잎은 부드러운 부분만 사용한다.

## 멜론 쿨러

R S

[재료]

| | |
|---|---|
| 멜론 | 1/2개 |
| 화이트자몽 | 2개 |
| 신선초 | 1/4팩 |
| 물 | 1/2컵 |

**TIPS!**

★ 멜론은 껍질을 벗기고, 씨를 제거한다.
★ 자몽은 겉껍질과 속껍질을 벗기고 씨를 제거한다.
★ 신선초 줄기가 질긴 경우에는 잘라낸다.

## 오렌지 & 파파야 칵테일

R D

[재료]

| | |
|---|---|
| 파파야 | 1개 |
| 발렌시아오렌지 | 2개 |
| 레몬 | 1/2개 |
| 물냉이 | 1/2팩 |
| 물 | 1컵 |

**TIPS!**

★ 파파야는 씨를 빼고 껍질째 사용한다.
★ 발렌시아오렌지와 레몬은 껍질을 벗기고 씨를 모두 제거한다.

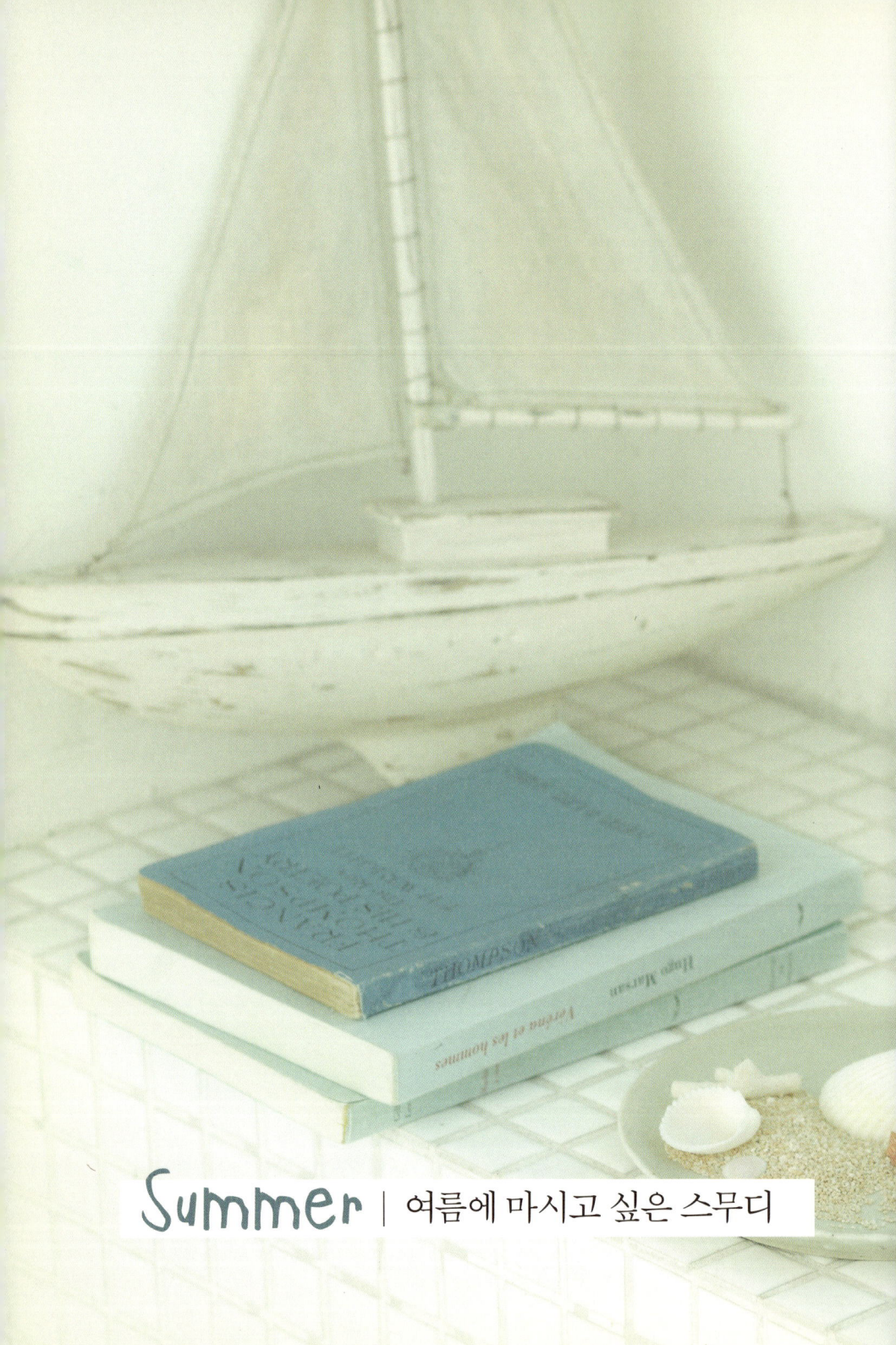

# Summer | 여름에 마시고 싶은 스무디

남국의 과일이 등장하면, 트로피컬 스무디를 마시는 계절이 왔다는 증거.
여름의 뜨거운 갈증을 적시자.

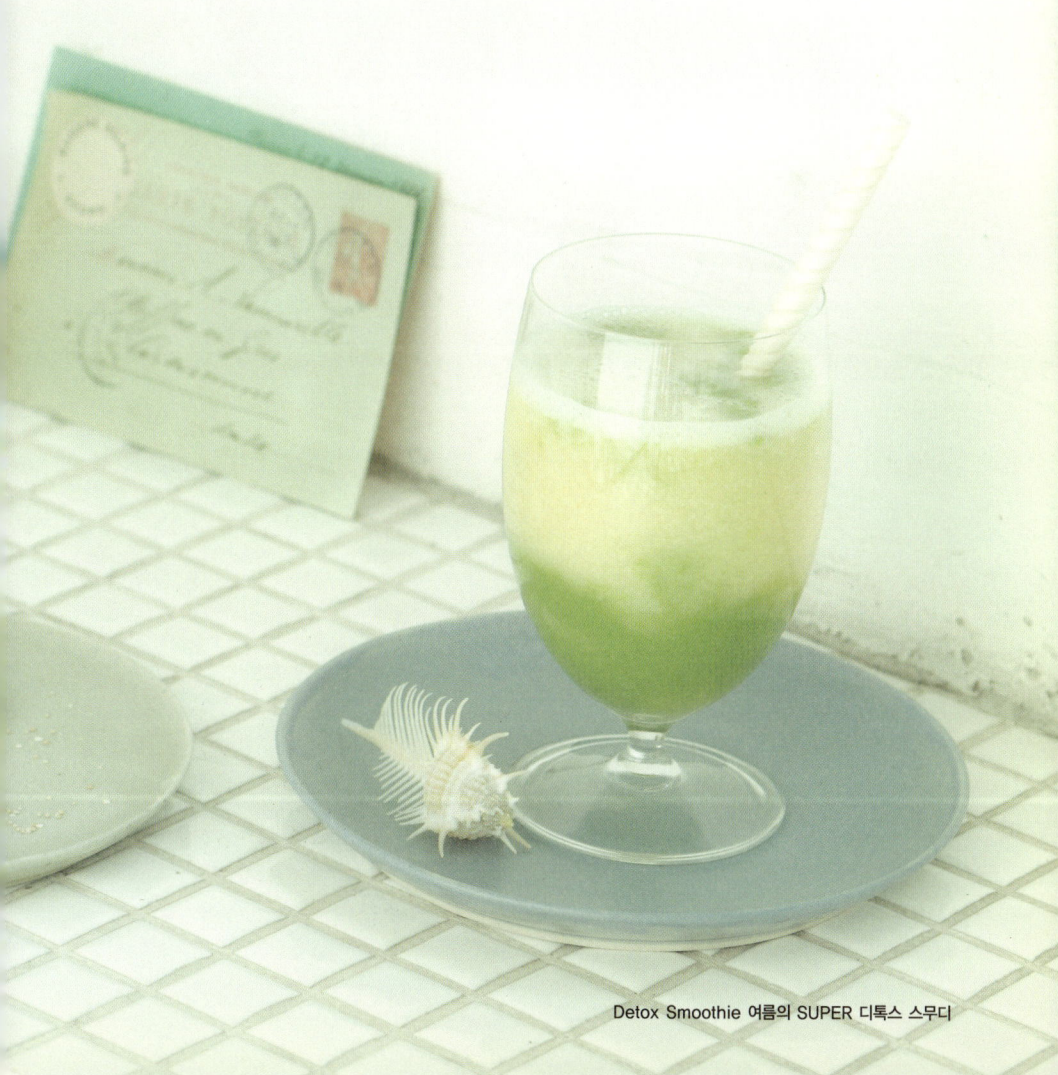

Detox Smoothie 여름의 SUPER 디톡스 스무디

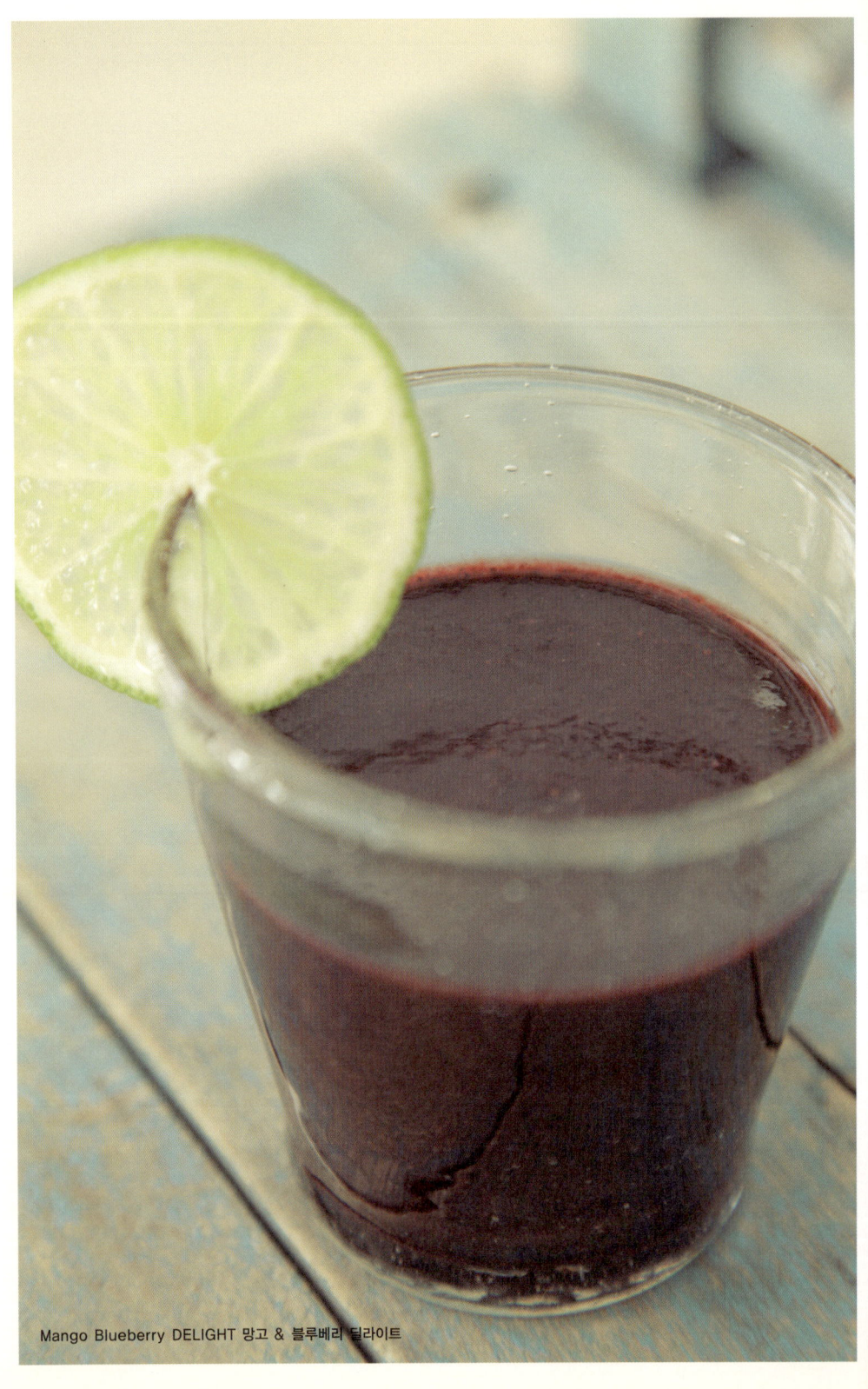

Mango Blueberry DELIGHT 망고 & 블루베리 딜라이트

Chapter 4　Seasonal Recipes

## 여름의 SUPER 디톡스 스무디 p66

D R

[재료]

| | |
|---|---|
| 여름귤 | 2개 |
| 파인애플 | 1/4개 |
| 바나나 | 1개 |
| 모로헤이야 | 1/2팩 |
| 물 | 1컵 |

**TIPS!**

★ 여름의 짙은 그린은 강한 디톡스(독소 배출) 효과가 있다.
★ 파인애플은 칼로 꼭지와 껍질을 벗기고, 심지 그대로 사용한다.
★ 모로헤이야의 줄기가 질기면 제거한 뒤 사용한다.

## 망고 & 블루베리 딜라이트 p68

D

[재료]

| | |
|---|---|
| 망고 | 1개 |
| 블루베리 | 200g |
| 라임 | 1/2개 |
| 케일 | 1장 |
| 물 | 2컵 |

**TIPS!**

★ 망고는 씨를 빼고 껍질을 벗겨서 사용한다.
★ 라임은 껍질을 벗기고, 씨를 모두 제거한다. 기호에 따라 라임 껍질을 조금 넣어도 좋다.
★ 케일은 줄기 부분을 떼어내고 잎사귀만 사용한다.

## PINK & GREEN 블렌드

R

[재료]

| | |
|---|---|
| 핑크자몽 | 1개 |
| 바나나 | 1개 |
| 복숭아 | 2개 |
| 수송나물 | 1/2팩 |
| 깻잎 | 1/2팩 |
| 물 | 2컵 |

**TIPS!**

★ 자몽은 겉껍질과 속껍질을 벗기고, 씨를 제거한다.
★ 복숭아는 씨를 빼고 껍질째 사용한다.

## 초여름 과일 밭 그대로를

B E

[재료]

| | |
|---|---|
| 천도복숭아 | 3개 |
| 블루베리 | 100g |
| 바나나 | 2개 |
| 어린잎채소 | 1/2팩 |
| 물 | 2컵 |

**TIPS!**

★ 천도복숭아는 씨를 빼고 껍질째 사용한다.

69

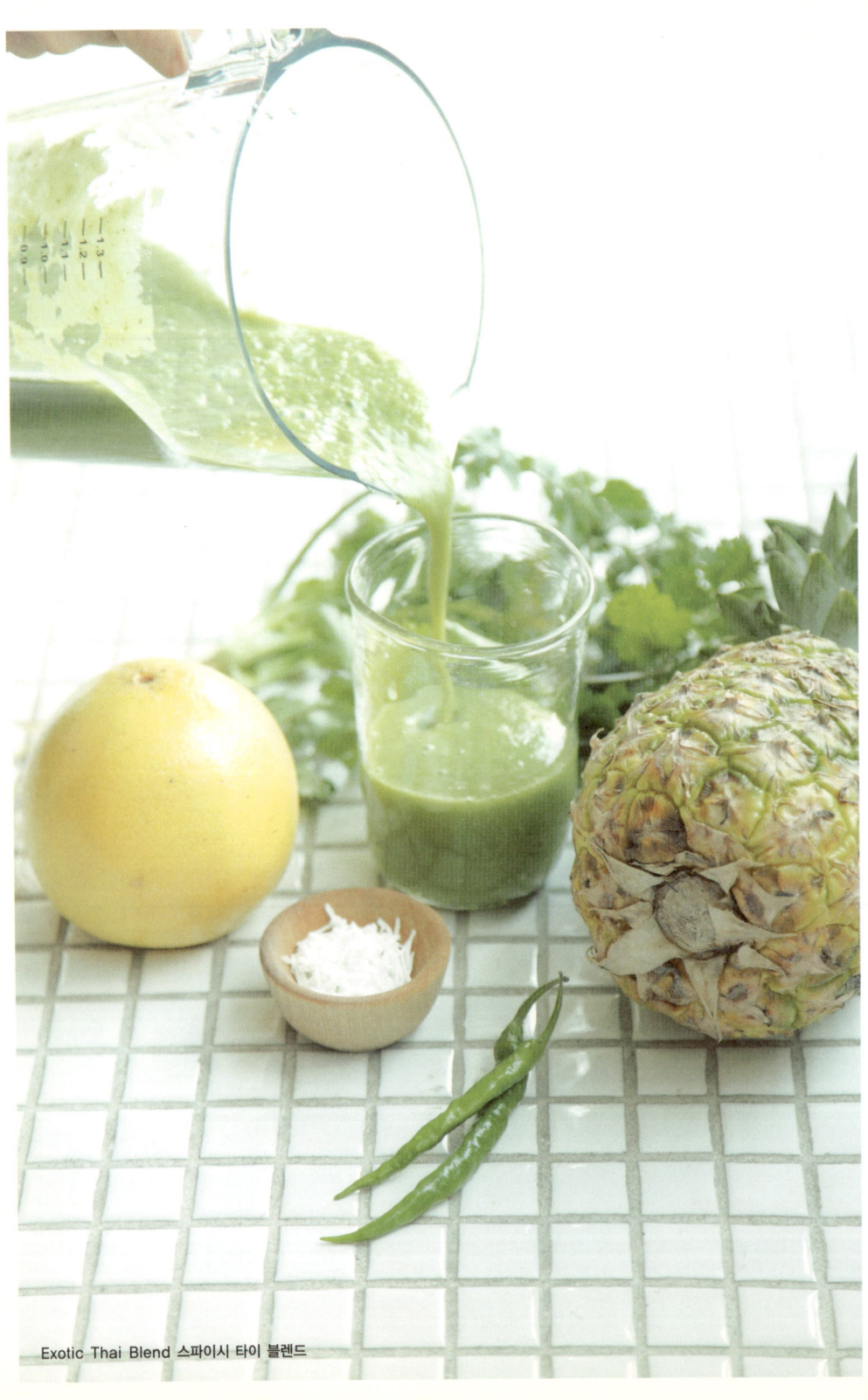

Exotic Thai Blend 스파이시 타이 블렌드

## 스파이시 타이 블렌드 p70

S

[재료]

| | |
|---|---|
| 파인애플 | 1/4개 |
| 화이트자몽 | 2개 |
| 청고추 | 1/6개 |
| 말린 코코넛 | 10g |
| 고수 | 1줄기 |
| 물 | 1컵 |

**TIPS!**
* 파인애플은 칼로 꼭지와 껍질을 벗기고 심지 그대로 사용한다.
* 청고추는 매운맛이 강하기 때문에 너무 많이 넣지 않도록 주의한다.
* 말린 코코넛은 물에 불려서 사용한다.
* 고수는 뿌리를 제거한다.

## 토마토와 자몽의 그린 칵테일

R

[재료]

| | |
|---|---|
| 토마토 | 1개 |
| 화이트자몽 | 2개 |
| 바나나 | 1개 |
| 파슬리 | 1/4팩 |
| 물 | 1컵 |

**TIPS!**
* 자몽은 겉껍질과 속껍질을 벗기고, 씨를 제거한다.
* 파슬리의 굵은 줄기는 질기기 때문에 넣지 않는다.

## 수박의 놀라운 기적!

R S

[재료]

| | |
|---|---|
| 수박 | 1/6통 |
| 토마토 | 2개 |
| 바질 | 1줄기 |

**TIPS!**
* 수박은 씨째 넣어도 OK.
* 수박과 토마토는 수분이 많기 때문에 물을 넣지 않아도 된다.

## Summer 스위트 스무디

D

[재료]

| | |
|---|---|
| 망고 | 1개 |
| 바나나 | 2개 |
| 레몬 | 1/2개 |
| 공심채 | 1/4팩 |
| 물 | 2컵 |

**TIPS!**
* 망고와 레몬은 껍질을 벗기고 씨를 뺀다.
* 공심채의 줄기가 질긴 경우에는 잘라낸다.

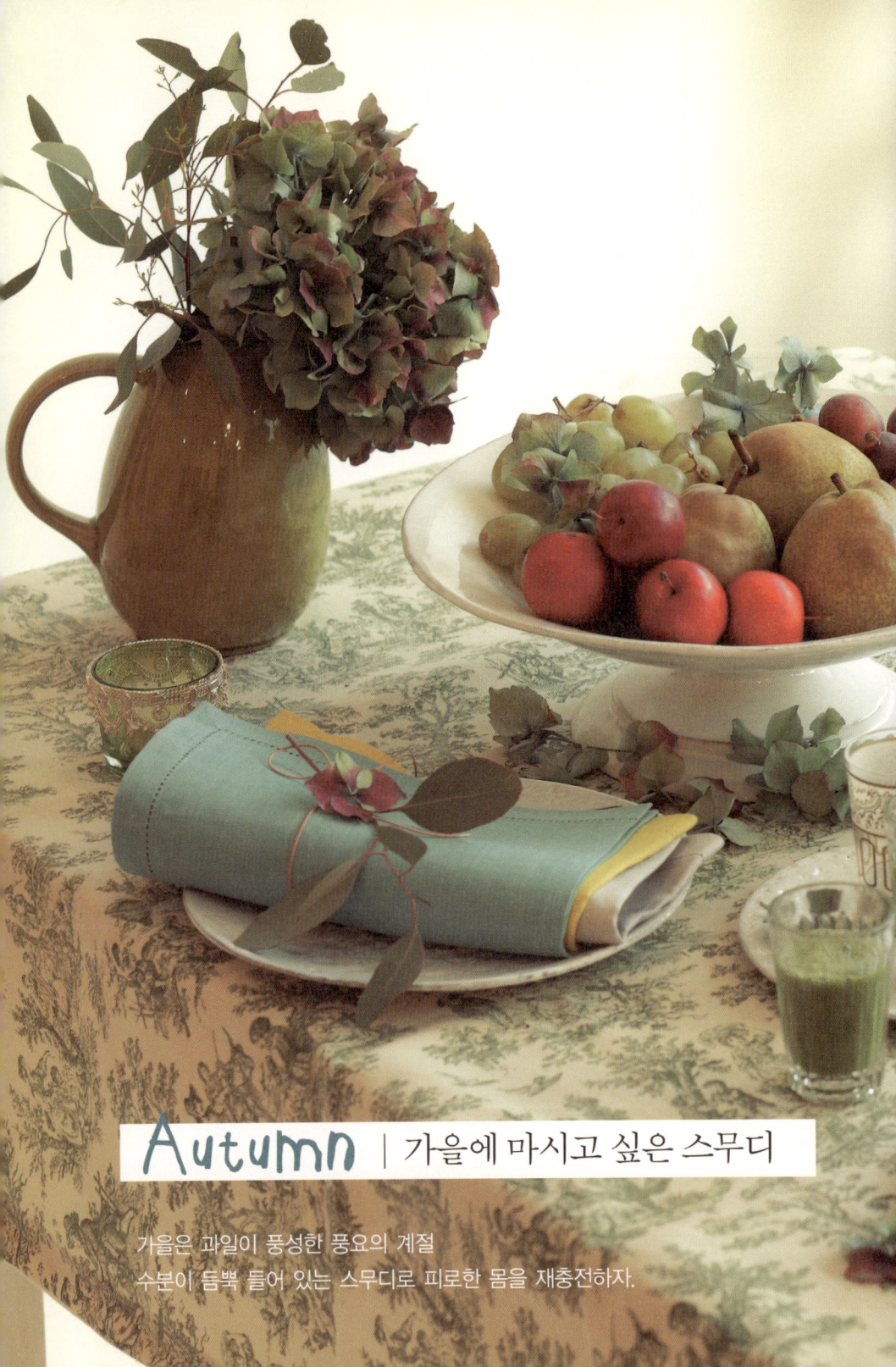

# Autumn | 가을에 마시고 싶은 스무디

가을은 과일이 풍성한 풍요의 계절
수분이 듬뿍 들어 있는 스무디로 피로한 몸을 재충전하자.

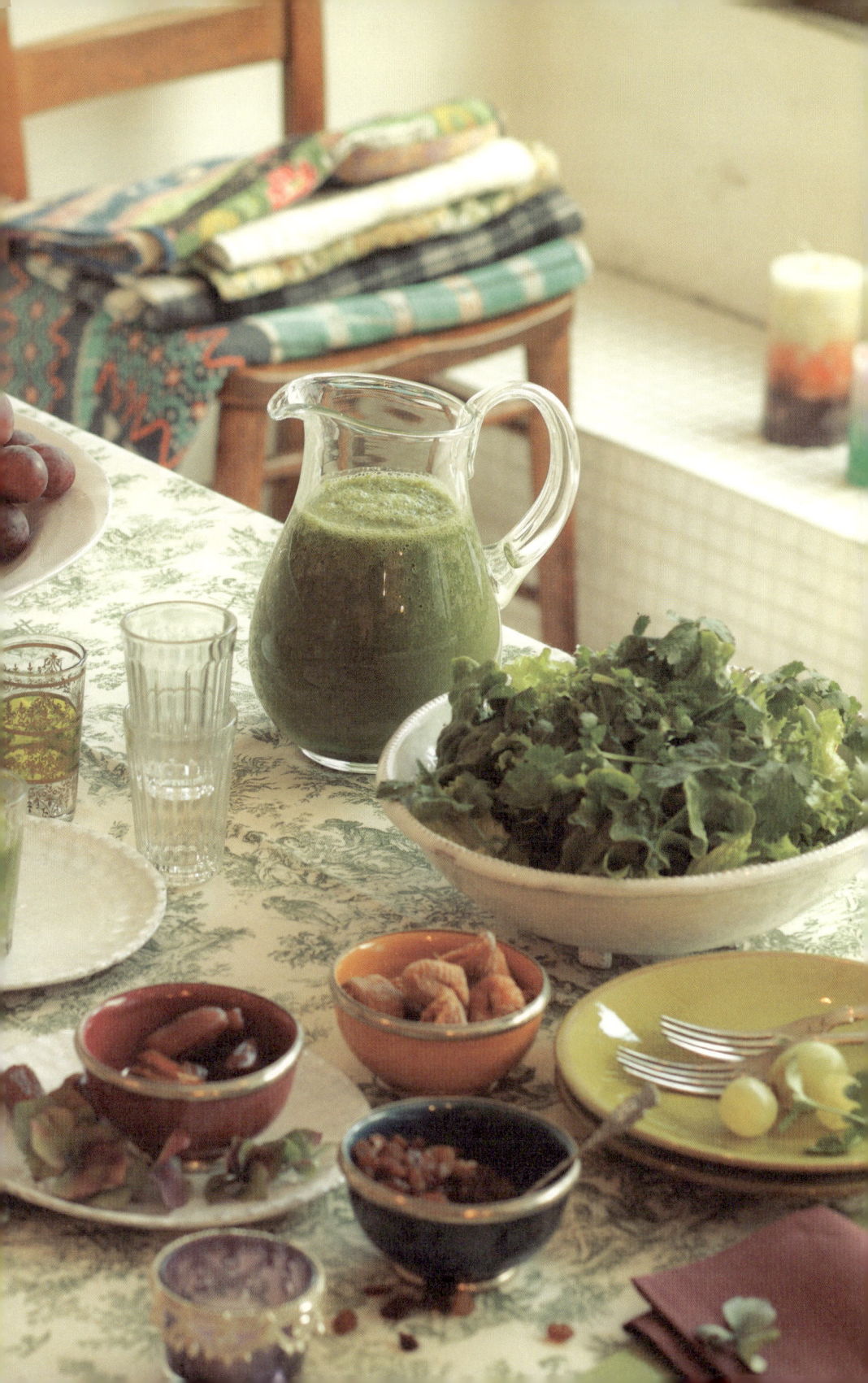

# Super Green Smoothie
## 특별한 쑥갓 그린스무디

R D

**[재료]**

| | |
|---|---|
| 귤 | 4개 |
| 감 | 1개 |
| 영귤 | 2개 |
| 쑥갓 | 1팩 |
| 물 | 2컵 |

**TIPS!**

★ 감은 잘 익은 것을 사용한다.
　꼭지와 씨를 제거하고 껍질째 사용한다.
★ 영귤은 즙으로 짜서 넣는다.

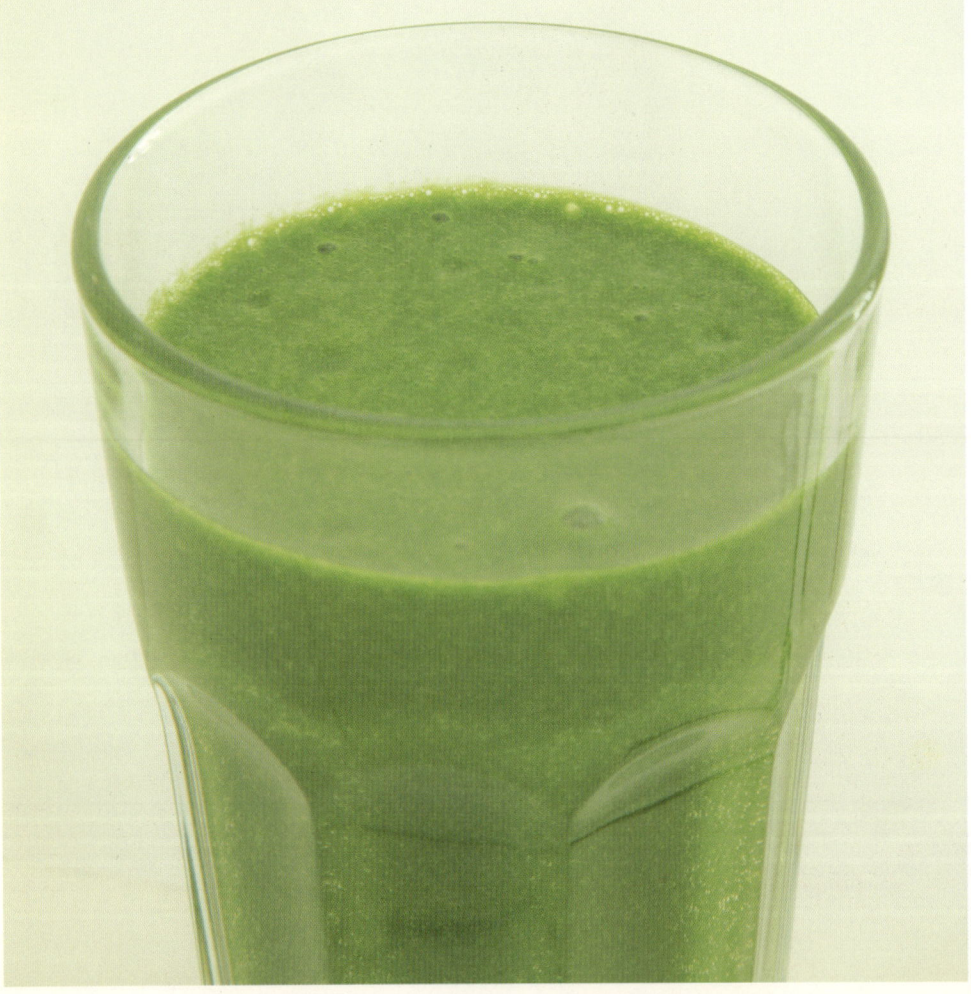

## 가을의 재충전 스무디 p72

D R

[재료]

| 포도(로자리오비앙코) | 1/2송이 |
| 무화과 | 2개 |
| 배 | 1개 |
| 레몬 | 1/2개 |
| 루콜라 | 1/2팩 |
| 물 | 1컵 |

**TIPS!**
★ 포도와 배는 껍질과 씨까지 모두 넣는다.
★ 무화과는 껍질 그대로 통째 사용한다.
★ 레몬은 껍질을 벗기고 씨를 모두 제거한다.

## 복숭아를 넣은 비기너 스무디

B R

[재료]

| 배 | 1개 |
| 복숭아 | 2개 |
| 자두 | 2개 |
| 레몬 | 1/2개 |
| 순무 잎 | 2줄기 |
| 물 | 1컵 |

**TIPS!**
★ 배는 꼭지를 따고 껍질과 씨 그대로 사용한다.
★ 복숭아와 자두는 씨를 빼고 껍질째 넣는다.
★ 레몬은 껍질을 벗기고, 씨를 모두 제거한다.
★ 순무 잎은 뿌리를 잘라낸다.

## 과수원을 그대로 옮겨놓은 블렌드

E D

[재료]

| 사과 | 1개 |
| 귤 | 2개 |
| 자몽 | 1개 |
| 바나나 | 1개 |
| 소송채 | 1/2팩 |
| 물 | 1컵 |

**TIPS!**
★ 사과는 꼭지를 떼고 껍질과 씨 그대로 사용한다.
★ 자몽은 겉껍질과 속껍질을 벗기고, 씨를 빼낸다.

## 거봉 칵테일

R S

[재료]

| 거봉 | 1송이 |
| 배 | 1개 |
| 셀러리 | 1대 |
| 민트 | 1줄기 |
| 물 | 1컵 |

**TIPS!**
★ 거봉은 껍질과 씨 그대로 사용한다.
★ 배는 꼭지를 떼고, 껍질과 씨 그대로 사용한다.
★ 민트는 향이 강하므로 너무 많이 넣지 않도록 주의!

# Winter | 겨울에 마시고 싶은 스무디

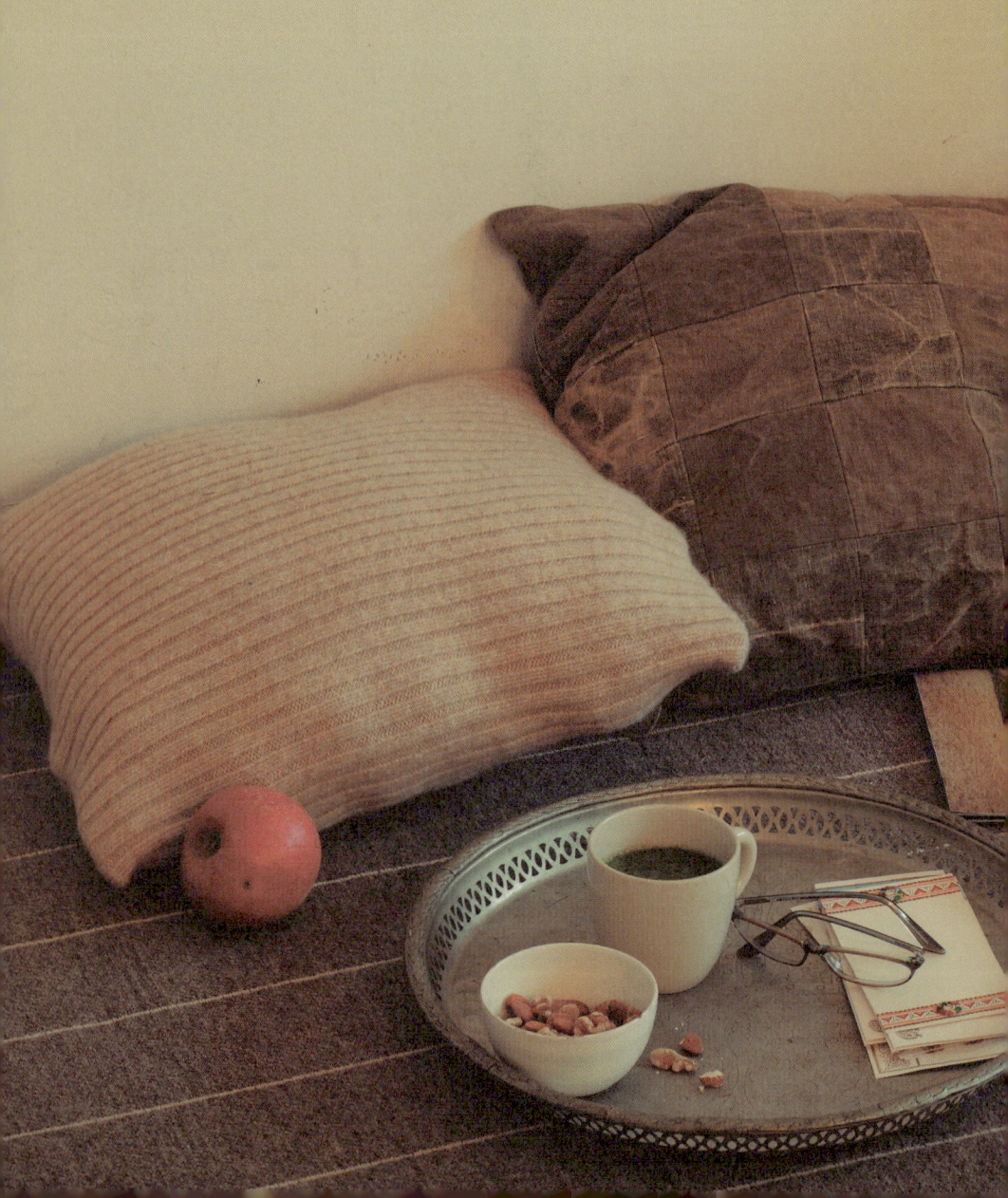

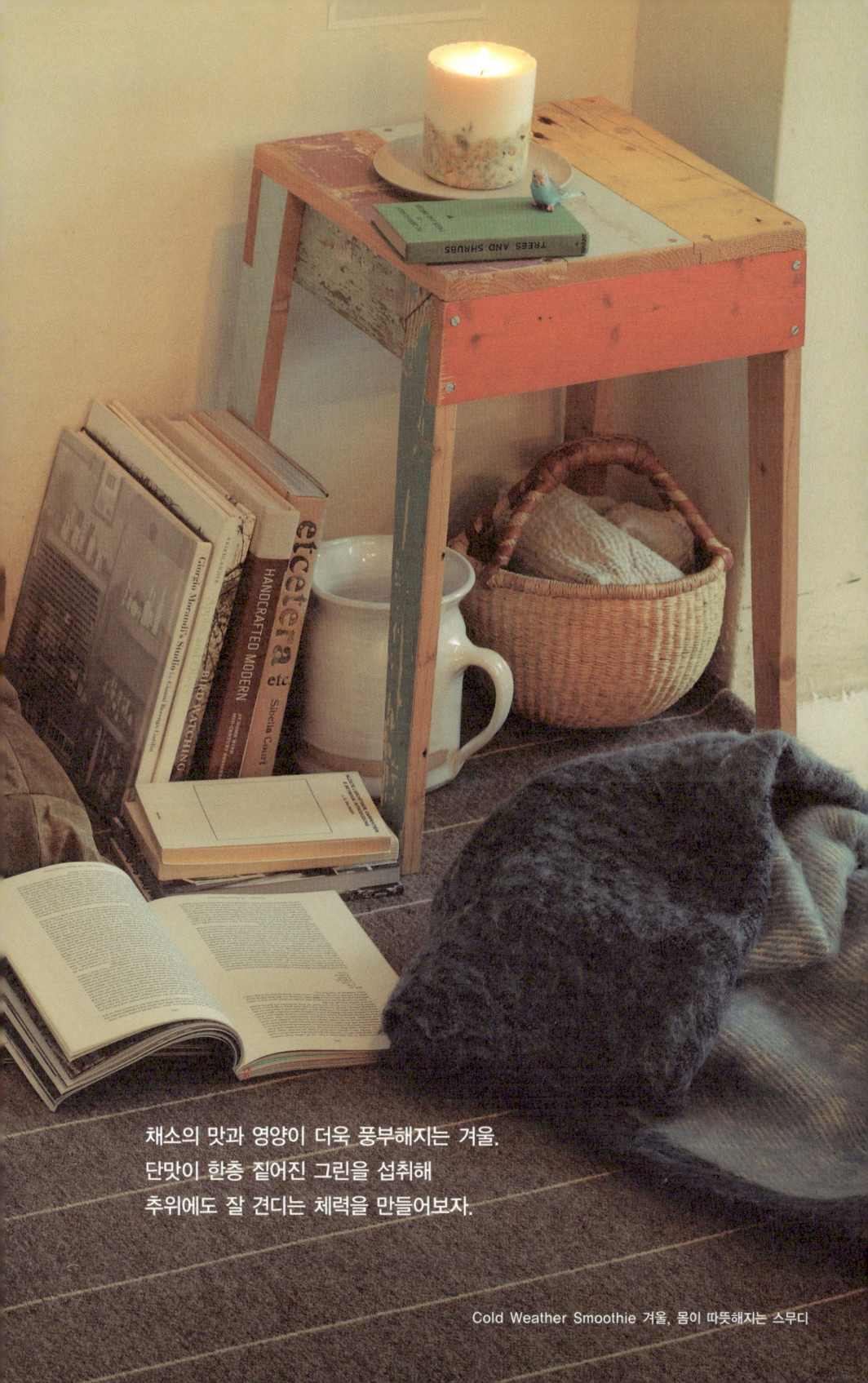

채소의 맛과 영양이 더욱 풍부해지는 겨울.
단맛이 한층 짙어진 그린을 섭취해
추위에도 잘 견디는 체력을 만들어보자.

Cold Weather Smoothie 겨울, 몸이 따뜻해지는 스무디

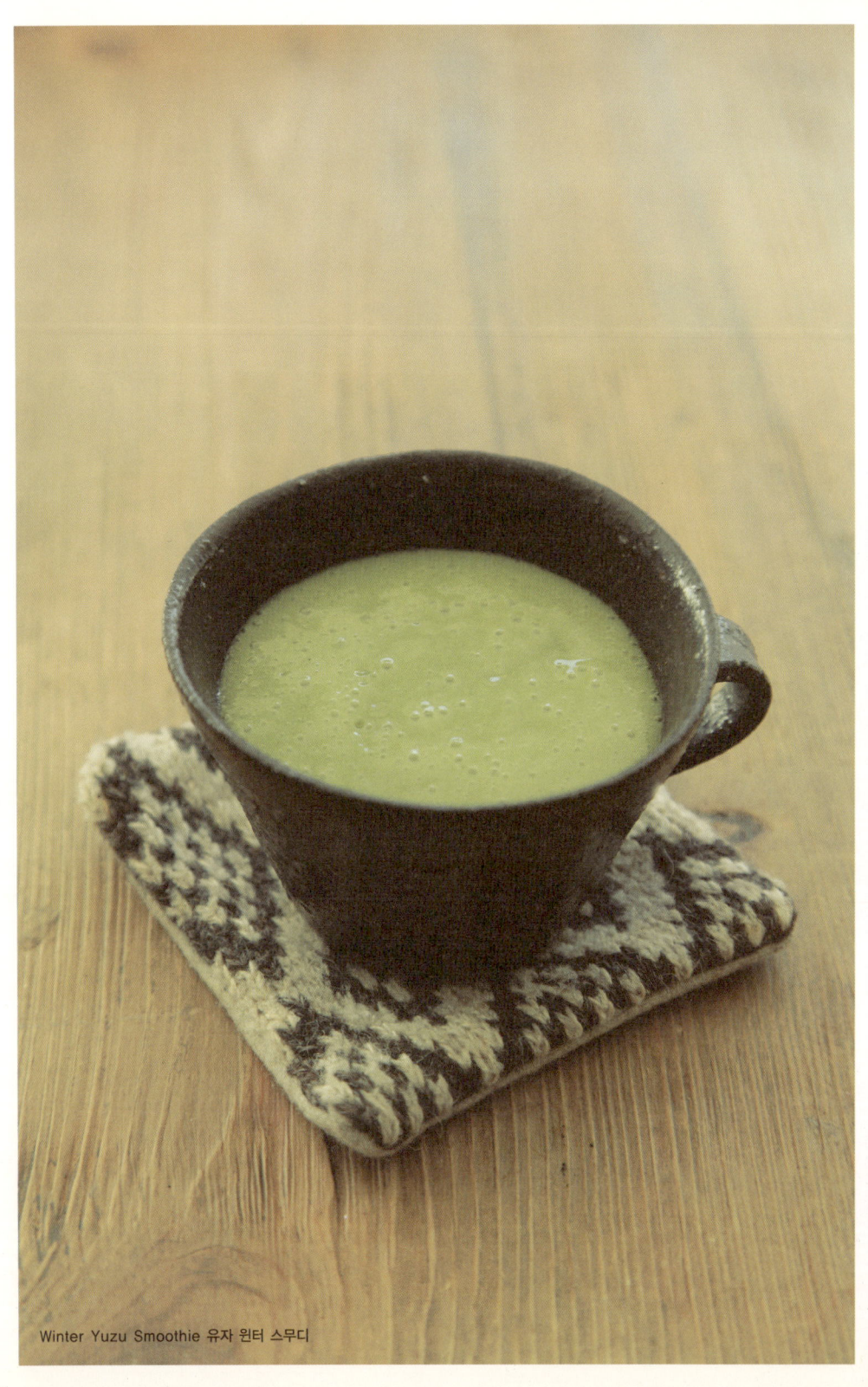

Winter Yuzu Smoothie 유자 윈터 스무디

Chapter 4  Seasonal Recipes

## 겨울, 몸이 따뜻해지는 스무디 p76

D

[재료]

| | |
|---|---|
| 사과 | 1개 |
| 귤 | 3개 |
| 키위 | 1개 |
| 생강 | 1조각 |
| 비타민 | 1/3팩 |
| 물 | 1컵 |

**TIPS!**
★ 추운 겨울철에는 생강을 추가해주면 좋다.
★ 생강은 껍질을 벗기지 않은 채로 사용한다.
★ 키위는 끝 쪽 질긴 부분에 주의!
  위아래 꼭지를 떼고, 껍질째 사용한다.

## 애플 시나몬

E D

[재료]

| | |
|---|---|
| 사과 | 1개 |
| 아보카도 | 1/6개 |
| 레몬 | 1/2개 |
| 대추야자 | 2알 |
| 시나몬 | 소량 |
| 셀러리 | 1대 |
| 물 | 2컵 |

**TIPS!**
★ 레몬은 껍질을 벗기고, 씨를 모두 제거한다.
★ 대추야자는 씨가 있는 경우 빼낸다.

## 유자 윈터 스무디 p78

R

[재료]

| | |
|---|---|
| 서양배 | 1개 |
| 사과 | 1개 |
| 유자 | 1/6개 |
| 경수채 | 1/2팩 |
| 물 | 2컵 |

**TIPS!**
★ 서양배는 꼭지를 떼고, 껍질과 씨째 그대로 사용한다.
★ 유자는 씨를 빼고, 껍질은 넣는다.

## 프랑부아즈 KISS

B

[재료]

| | |
|---|---|
| 냉동 라즈베리 | 100g |
| 서양배 | 2개 |
| 귤 | 3개 |
| 시금치 | 1/4팩 |
| 물 | 1컵 |

**TIPS!**
★ 라즈베리가 없으면 다른 냉동 베리도 괜찮다.
★ 서양배는 꼭지를 떼고, 껍질과 씨째 그대로 사용한다.

# Column 3  Green Smoothies in Cold Weather

## 겨울철 그린스무디를 즐기는 방법

겨울이 되면 차가운 그린스무디를 마시는 일이 조금 힘들 수 있다.
겨울에도 그린스무디를 맛있게 마실 수 있는 힌트를 몇 가지 소개해본다.

1. 과일을 미리 냉장고에서 꺼내 상온에 둔다.

2. 스무디를 냉장고에 보관하지 말고, 상온에서 마신다.

3. 남국(南國)의 과일은 섭취를 삼간다.

4. 물의 양을 조금 줄여 넣는다.

5. 스무디를 입 안에서 따뜻하게 하면서 천천히 시간을 들여 마신다.

6. 생강을 한 조각 넣으면 몸이 따뜻해지는 스무디를 마실 수 있다.

7. 유자와 같이 겨울 제철 과일을 넣으면 마시기가 조금 편해진다.

**8.** 아침에 잠자리에서 막 일어나 식욕이 없을 경우에는 따뜻하게 끓인 맹물이나 허브 차 혹은 벌꿀생강차 등 자신이 좋아하는 차로 몸을 따뜻하게 한 뒤 그린스무디를 마신다.

**9.** 겨울은 무릇 몸이 차가워지는 계절. 가만히 있지 말고 몸을 자꾸 움직여주는 것이 좋다.

**10.** 욕조에 들어가 몸을 담그고 따뜻하게 목욕을 한 후에 마신다.

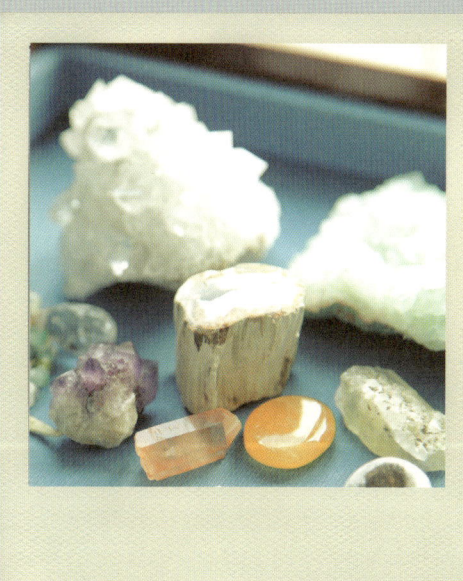

장기적인 관점으로 그린스무디를 지속적으로 꾸준히 마시다 보면 어느 사이에 신진대사가 활발해지고, 겨울에도 몸이 그다지 차가워지는 것을 못 느낀다고 하는 사람이 많다. 자신의 몸 컨디션에 따라 잘 조절하면서, 무리 없이 마시는 것이 좋다.

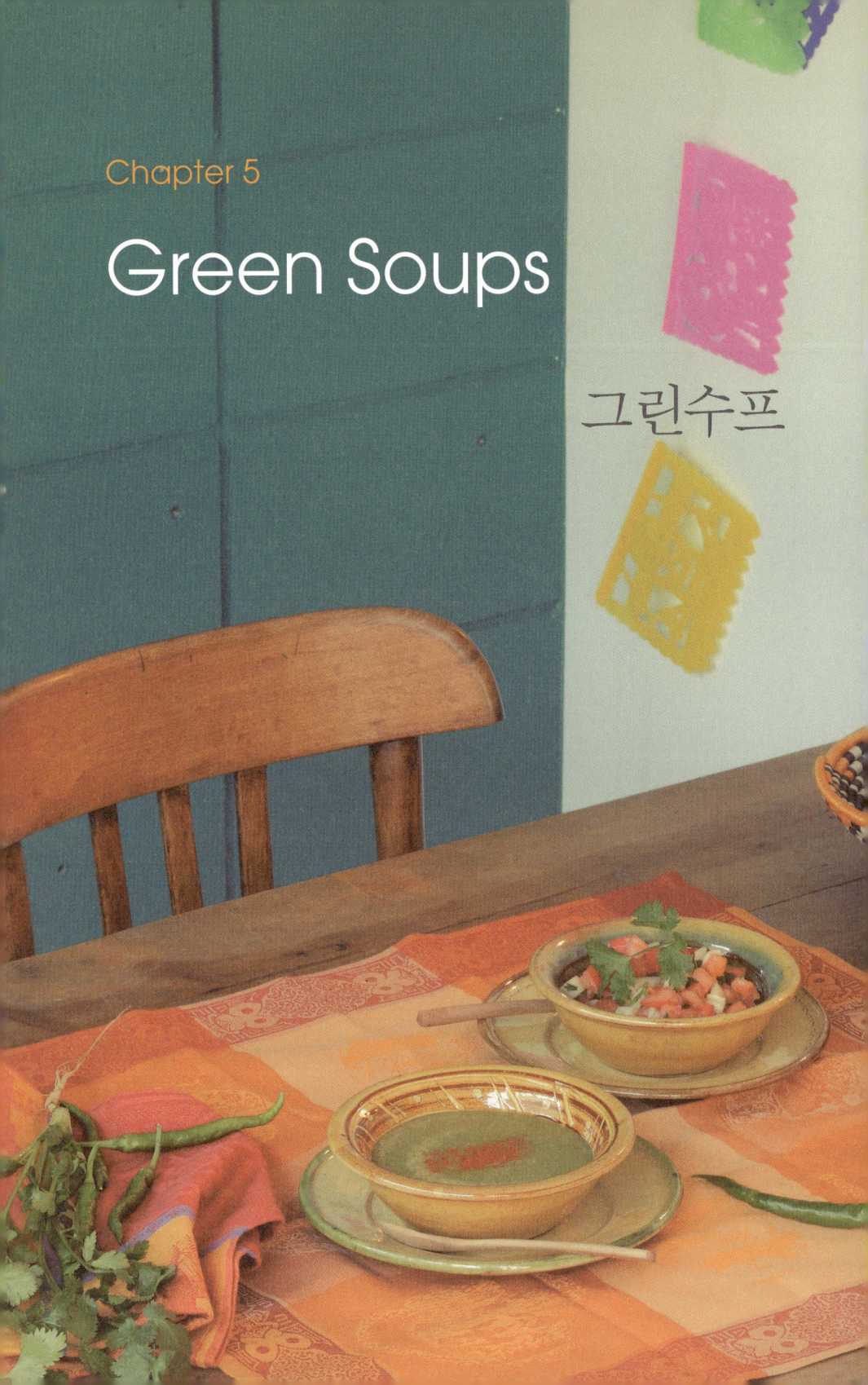

Chapter 5
# Green Soups

그린수프

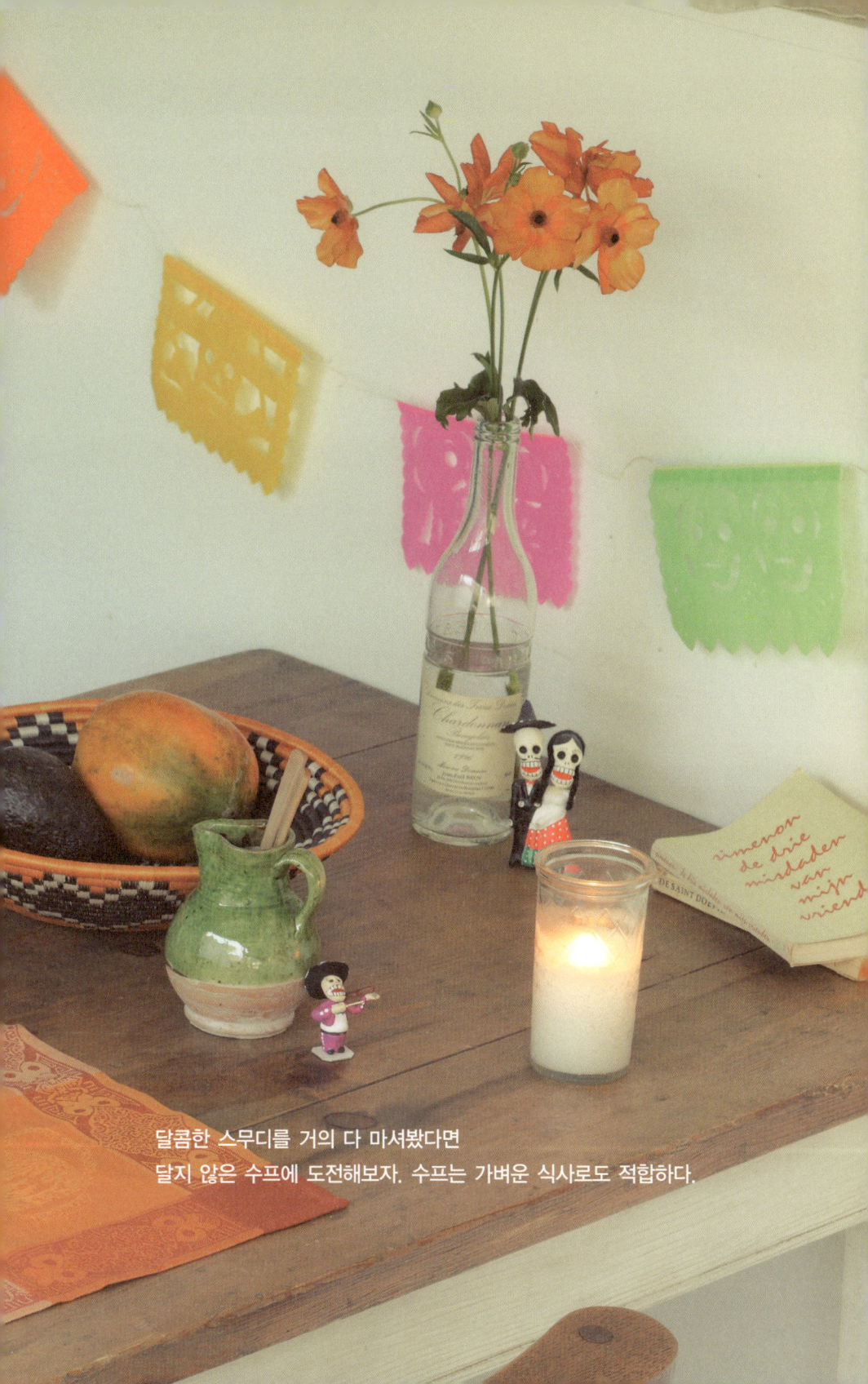

달콤한 스무디를 거의 다 마셔봤다면
달지 않은 수프에 도전해보자. 수프는 가벼운 식사로도 적합하다.

# Thai Soup
## 타이 수프

**TIPS!**
* 고수는 너무나 매력적인 그린! 아시안풍의 그린수프를 즐길 수 있다.
* 염분을 줄인 수프에는 레몬을 꼭 넣어주는 것이 포인트.

[재료]

| | |
|---|---|
| 오이 | 1개 |
| 아보카도 | 1/6개 |
| 레몬 | 1/2개 |
| 마늘 | 1/4조각 |
| 셀러리 | 1/2대 |
| 고수 | 1/2줄기 |
| 물 | 1컵 |

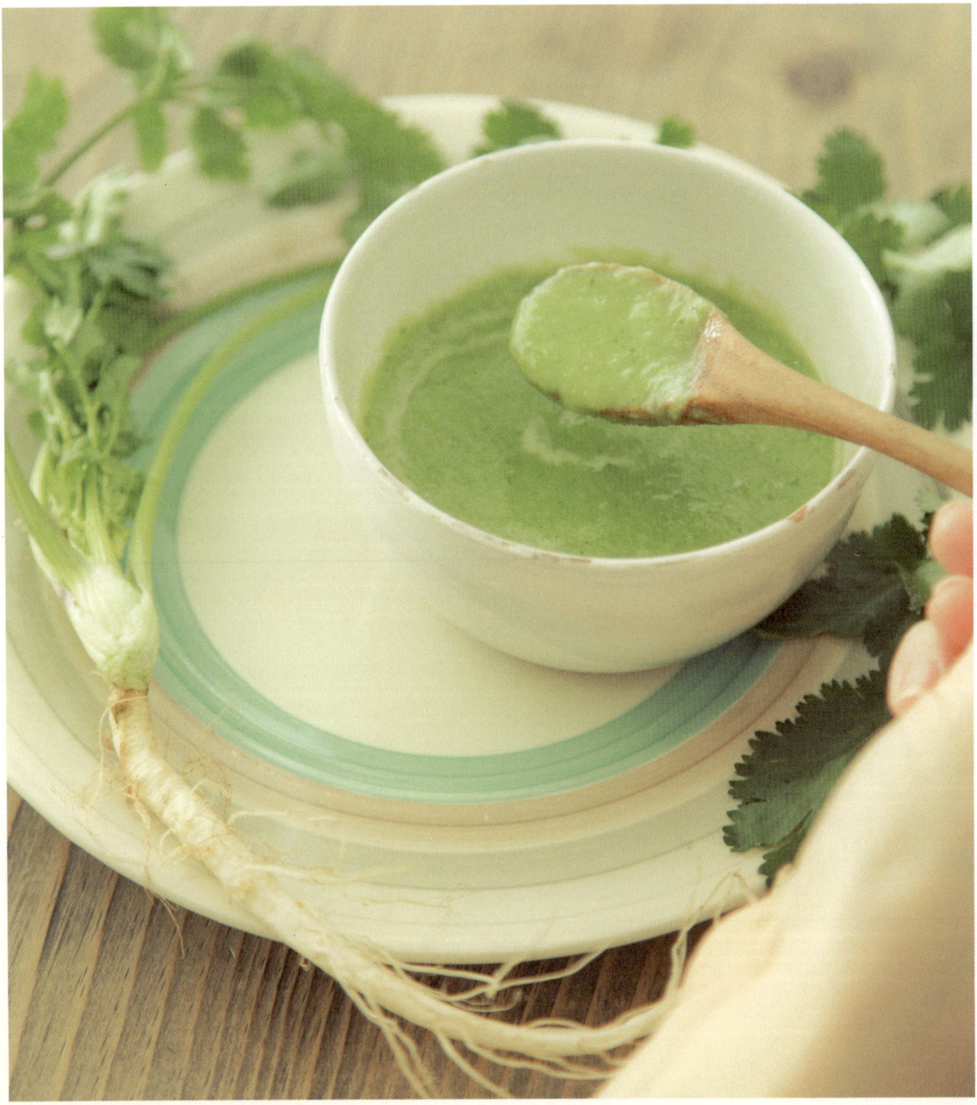

Chapter 5   Green Soups

## 멕시칸 상그리타 p82

S

[재료]

| 자몽 | 1개 |
|---|---|
| 토마토 | 1개 |
| 아보카도 | 1/6개 |
| 청고추 | 약간 |
| 양상추 | 1/6포기 |
| 고수 | 1줄기 |
| 물 | 1컵 |

**TIPS!**

★ 테킬라의 체이서*, 상그리타* 에서 힌트를 얻은 레시피.
★ 매운맛에 약한 사람은 청고추 대신에 커민 파우더*를 넣어도 된다.

* 체이서: 독한 술 뒤에 마시는 물이나 음료수.
* 상그리타: 테킬라와 함께 마시는 토마토와 귤 즙 음료수.
* 커민 파우더: 매운맛이 나는 인도 향신료.

## 이탈리안 가스파초

R

[재료]

| 토마토 | 1개 |
|---|---|
| 파프리카 | 1/2개 |
| 아보카도 | 1/6개 |
| 레몬 | 1/4개 |
| 마늘 | 1/4조각 |
| 셀러리 | 1/2대 |
| 바질 | 5장 |
| 물 | 1컵 |

**TIPS!**

★ 마늘은 너무 많이 넣지 않도록 주의!
★ 셀러리는 잎과 줄기를 모두 넣어도 OK.

## 차이니즈 그린수프

E

[재료]

| 오이 | 1개 |
|---|---|
| 아보카도 | 1/6개 |
| 레몬 | 1/4개 |
| 마늘 | 1/4개 |
| 생강 | 1조각 |
| 쪽파 | 2뿌리 |
| 시금치 | 1/4팩 |
| 물 | 1컵 |

**TIPS!**

★ 기호에 따라 시치미토가라시(일본 향신료)나 산초(山椒) 가루를 뿌려서 먹는다.

 그린수프의 레시피 분량은 약 500ml이다.

## 일본식 김 수프

B

[재료]

| 오이 | 1개 |
|---|---|
| 파프리카 | 1/2개 |
| 아보카도 | 1/6개 |
| 김 | 1/2장 |
| 깻잎 | 5장 |
| 참나물 | 1/3팩 |
| 물 | 1컵 |

**TIPS!**

★ 천연 미네랄을 함유한 김은 바다의 그린.
★ 날 김, 구운 김, 말린 김 등 기호에 맞는 것으로 넣는다.

# Column 4  Using Non-sweet Fruit for Variation

## 달지 않은 과일을 이용해보자

그린수프에 들어가는 토마토, 오이, 파프리카 등의 채소는 그린스무디의 경우 '달지 않은 과일'로 분류되어, 단맛이 나는 과일과 마찬가지로 사용한다.

이처럼 달지 않은 과일을 사용하면 가스파초(차가운 수프)와 같은 식사 대용의 그린스무디도 만들 수 있어 맛의 레퍼토리가 더 다양해진다.

건강상의 이유로 당분을 삼가야 하는 경우, '달지 않은 과일'이나 GI 수치(탄수화물이 소화되어 당으로 바뀌는 속도를 나타내는 수치)가 낮은 과일을 이용해서 만든, 달지 않은 그린스무디를 마시면 섭취량을 좀 더 늘릴 수 있다.

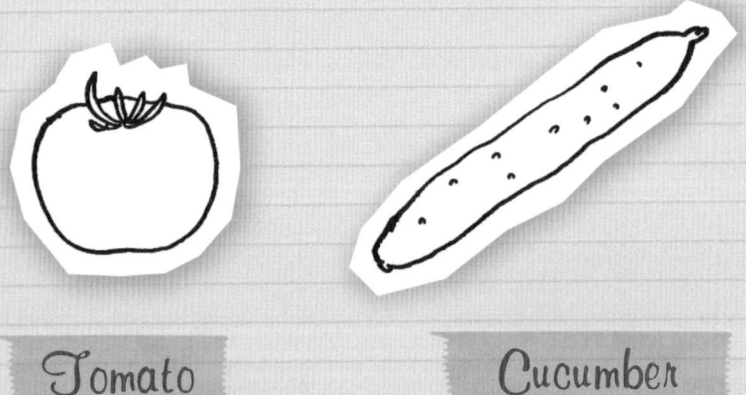

Tomato   Cucumber

### 달지 않은 과일이란?

- 씨가 있고, 나무에서 열리는 채소
- 주로 여름에 '매달려서' 나오는 채소
- 전분질을 함유하지 않은 것

달지 않은 과일로 분류되는 종류
토마토, 오이, 아보카도, 파프리카, 피망, 고야 등

예외(전분질이 들어 있어 그린스무디에는 사용하지 않는 것)
호박, 가지, 단호박, 콩류, 옥수수 등

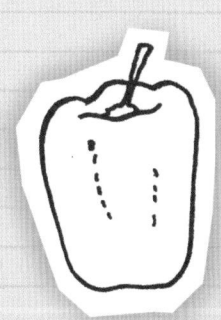

Paprika

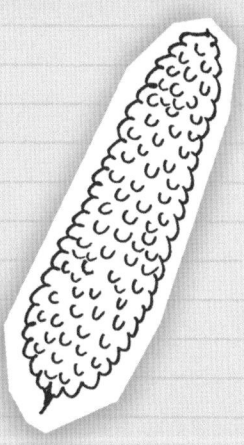

Goya

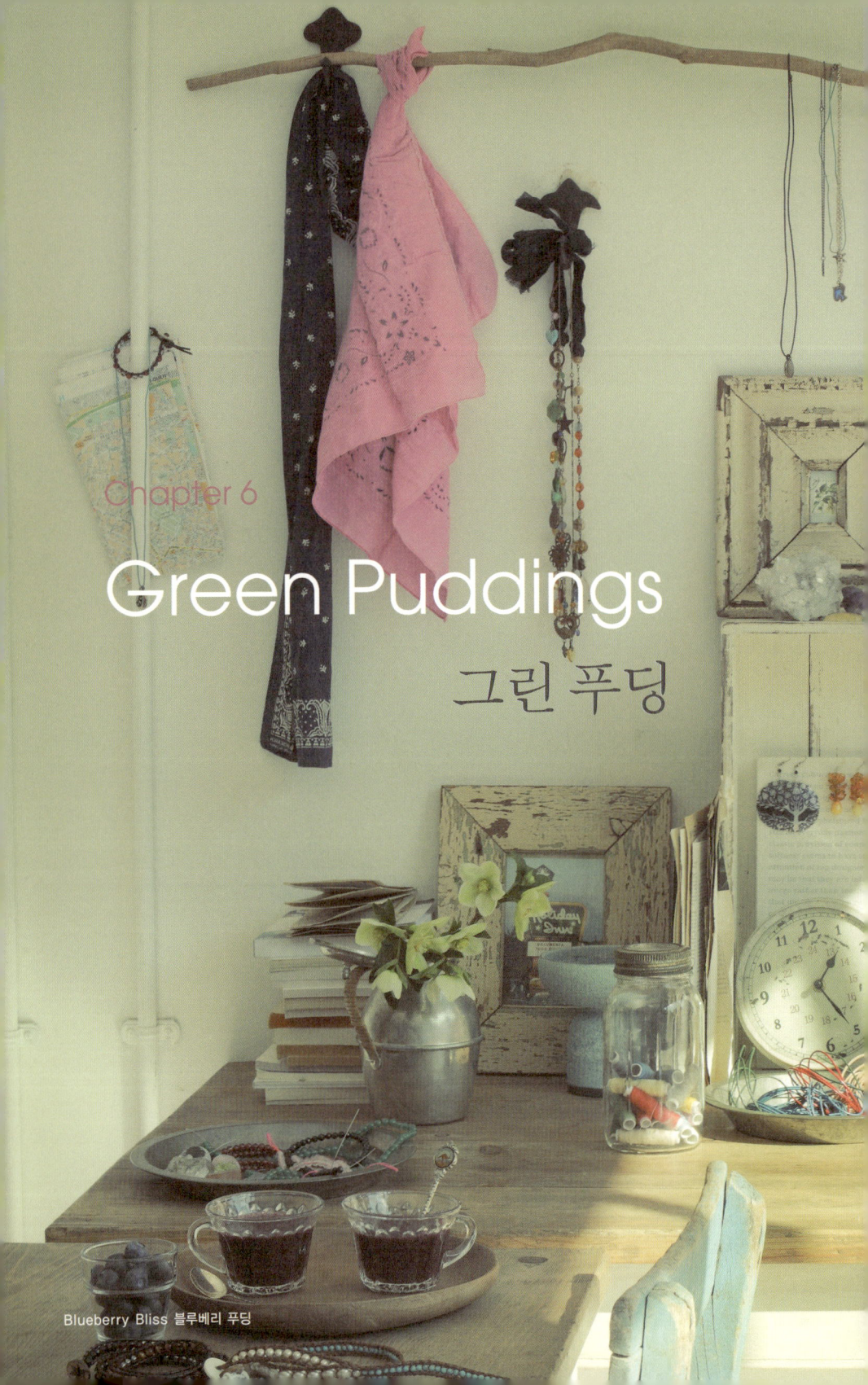

Chapter 6
# Green Puddings
그린 푸딩

Blueberry Bliss 블루베리 푸딩

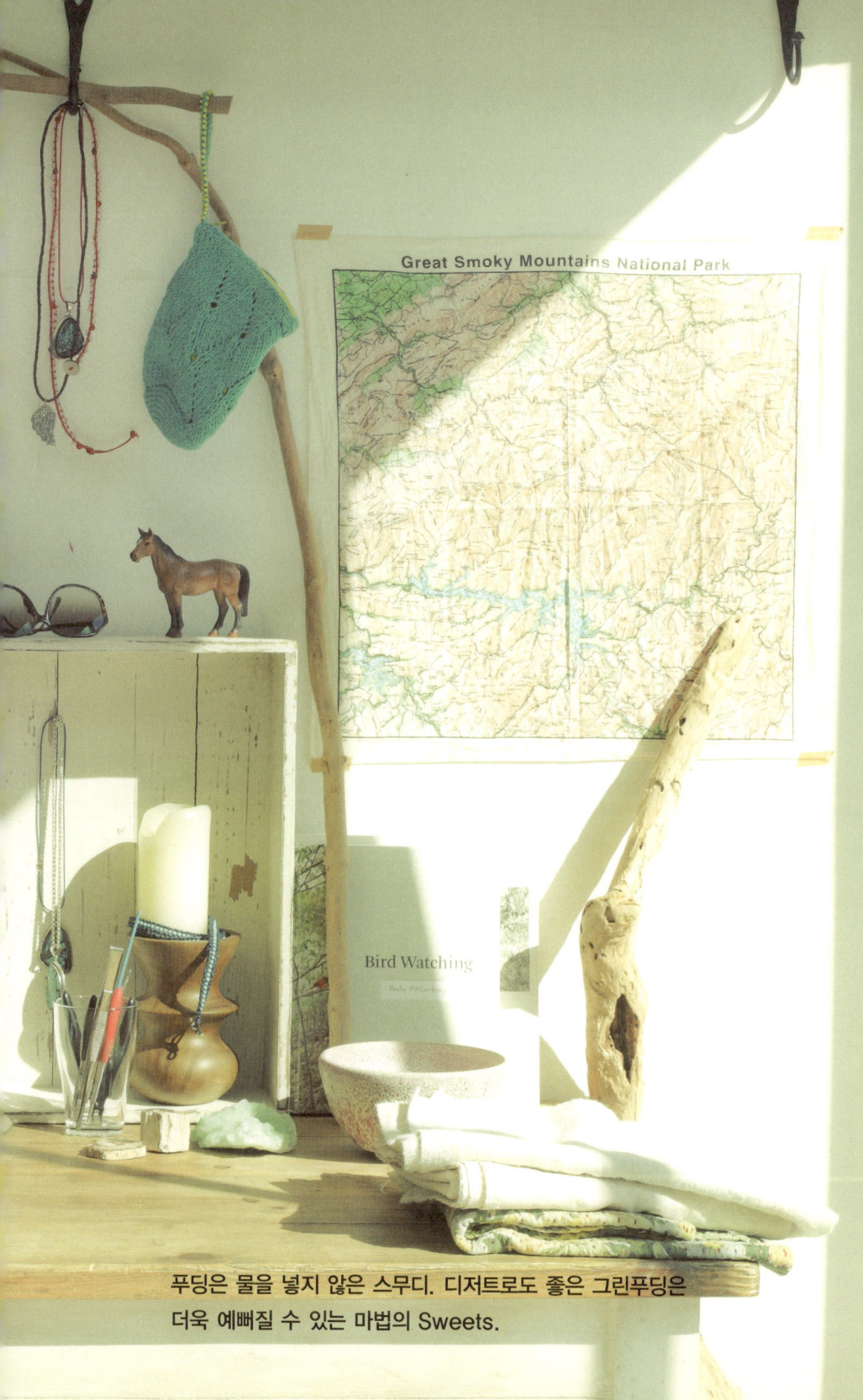

푸딩은 물을 넣지 않은 스무디. 디저트로도 좋은 그린푸딩은
더욱 예뻐질 수 있는 마법의 Sweets.

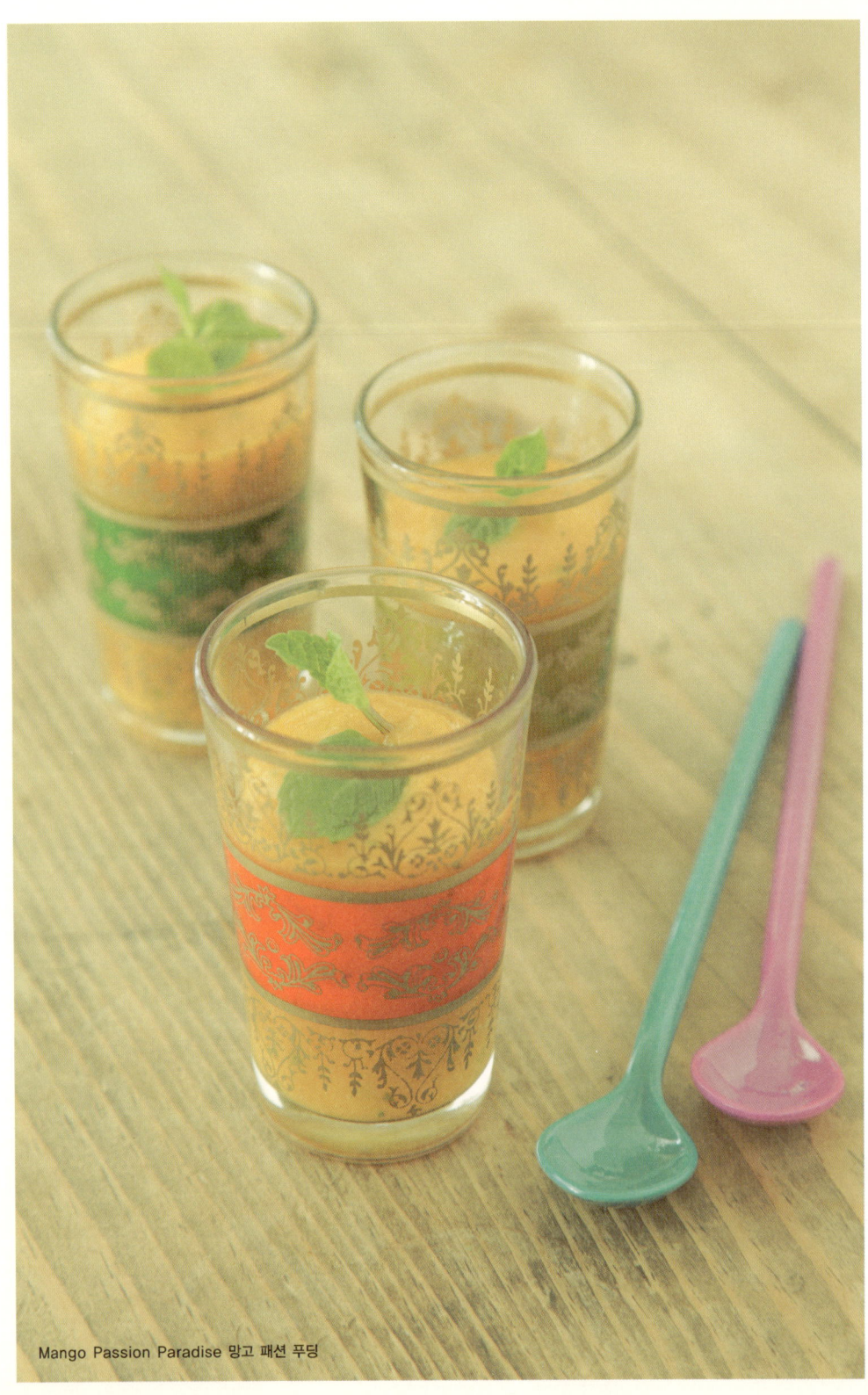

Mango Passion Paradise 망고 패션 푸딩

Chapter 6　Green Puddings

## 블루베리 푸딩 p88

B D

[재료]

| 블루베리 | 200g |
| 귤 | 2개 |
| 아보카도 | 1/6개 |
| 대추야자 | 3알 |
| 당근 잎 | 1줄기 |

**TIPS!**

★ 블루베리는 생(生)으로도 혹은 냉동으로도 OK!
★ 대추야자는 단맛을 더하고 싶을 때 요긴하다.

## 서양배 그린푸딩

R

[재료]

| 서양배 | 2개 |
| 키위 | 1개 |
| 루콜라 | 1/4팩 |

**TIPS!**

★ 키위는 끝의 질긴 부분에 주의!
　위아래의 꼭지를 떼고, 껍질째 사용한다.

## 망고 패션 푸딩 p90

B D

[재료]

| 망고 | 1개 |
| 패션프루츠 | 1개 |
| 바나나 | 1개 |
| 민트 | 1줄기 |
| 케일 | 1장 |

**TIPS!**

★ 망고는 씨를 빼고, 껍질을 벗겨서 사용한다.
★ 패션프루츠는 반으로 잘라서 씨와 과즙을 스푼으로 긁어낸다.
★ 케일은 줄기 부분을 잘라내고 잎사귀만 사용한다.

## 코코넛 딸기 푸딩

B

[재료]

| 딸기 | 1/2팩 |
| 바나나 | 2개 |
| 말린 코코넛 | 10g |
| 어린잎채소 | 1/4팩 |

**TIPS!**

★ 딸기는 꼭지가 달린 채로 OK!
★ 말린 코코넛은 물에 불려서 사용한다.

※ 그린푸딩의 레시피 분량은 약 500ml이다.

91

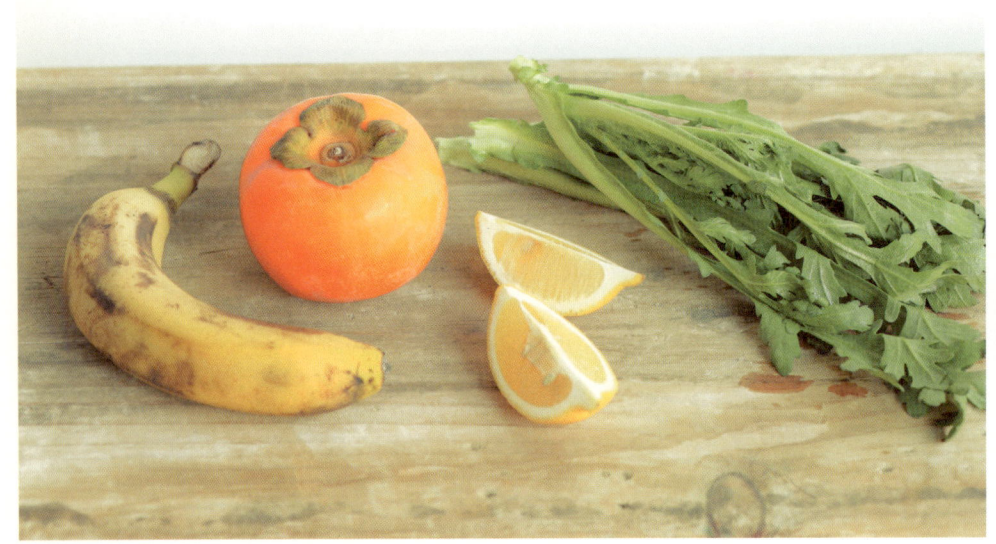

## Persimmon pudding
## 감 푸딩

E

**[재료]**

| | |
|---|---|
| 감 | 2개 |
| 바나나 | 1개 |
| 레몬 | 1/2개 |
| 쑥갓 | 1/4팩 |

**TIPS!**
- ★ 풍부한 거품의 감촉과 달콤한 맛이 인상적인 푸딩.
- ★ 감은 잘 익은 것을 사용한다. 꼭지와 씨를 빼고, 껍질째 사용한다.
- ★ 레몬은 껍질을 벗기고 씨를 모두 제거한다.

Chapter 6   Green Puddings

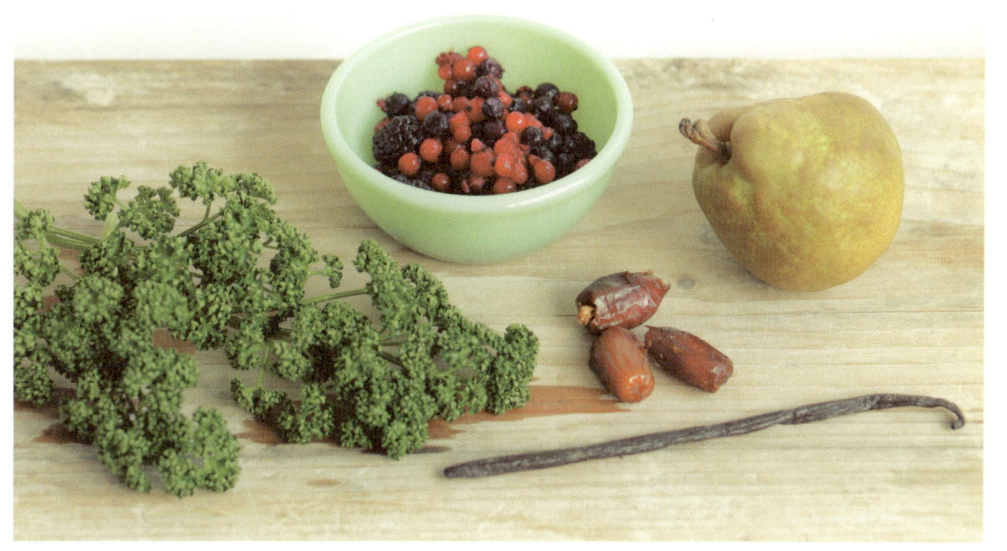

## Very Berry Christmas
## 베리 크리스마스 푸딩

B

**[재료]**

믹스베리 200g

서양배 1개

대추야자 2알

바닐라빈스 1/2cm

파슬리 2줄기

**TIPS!**

★ 휴일에 딱 맞는 화려한 손님용 푸딩.
★ 서양배는 꼭지를 떼고, 껍질과 씨째 그대로 OK.
★ 바닐라빈스는 통째로 넣어도 OK.
★ 파슬리의 굵은 줄기는 질기기 때문에 넣지 않는다.

# Column 5  Soluble fiber & Insoluble fiber

## 수용성 식이섬유와 불용성 식이섬유의 차이를 알자

음식물에 포함되어 있는 식이섬유는 크게 '수용성 식이섬유'와 '불용성 식이섬유'로 나누어진다.

수용성 식이섬유는 물에 잘 녹고, 물기를 지녀 겔화하는 성질을 가지고 있다. 장(腸)에서 유독물질을 흡착시켜 변으로 배출시키기도 하고, 식후 혈당치의 급격한 상승이나 콜레스테롤 흡수를 억제하는 작용을 하기도 한다.

불용성 식이섬유는 물에 녹지 않고, 스펀지처럼 수분을 흡수해 몇 배나 팽창하는 성질을 가지고 있다. 장을 자극해서 운동을 촉진하고, 음식물 찌꺼기를 빠르게 변으로 배출시키는 역할을 한다. 그린에 들어 있는 식이섬유는 주로 불용성이다. 한편 과일은 수용성이 많이 포함되어 있는 것과 불용성이 많이 포함되어 있는 것 두 가지로 나눌 수 있다.

이 두 가지 식이섬유가 지닌 성질의 차이를 이해하면, 더 맛있는 스무디를 만들 수 있다.

수용성 식이섬유가 많이 들어 있는 과일을 주로 사용하면, 거품 층이 잘 생기지 않는 스무디가 만들어진다. 스무디에 바로 거품이 생길 경우에는 서양배나 바나나를 넣어주면 좋다. 수용성 식이섬유를 많이 포함한 과일을 주로 넣은 경우에는 스무디의 농도가 조금 짙어지기 쉬우므로 물을 조금 많이 넣는 것이 포인트.

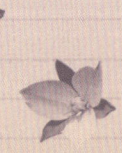

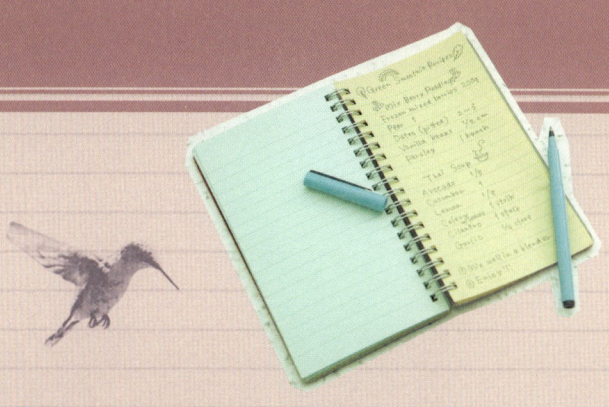

감칠맛 도는 맛있는 푸딩에는 수용성 식이섬유가 꼭 필요하다. 수프는 유분이 첨가되면 깊은 맛이 생기므로 아보카도를 넣어준다.

한편 불용성 식이섬유가 많이 포함된 과일을 사용하면 거품이 생기기 쉽지만, 산뜻한 맛의 그린스무디가 완성된다. 거품이 생겨도 스푼으로 걷어내거나, 용기에 넣고 흔들어주면 문제없다.

| 수용성 식이섬유가 많이 함유된 과일 | | 불용성 식이섬유가 많이 함유된 과일 | |
|---|---|---|---|
| 바나나 | 무화과 | 사과 | |
| 키위 | 멜론 | 감귤류 | |
| 서양배 | 베리류 | 파인애플 | |
| 감 | 아보카도 | 배 | |
| 복숭아 | 대추야자 등 | 수박 등 | |

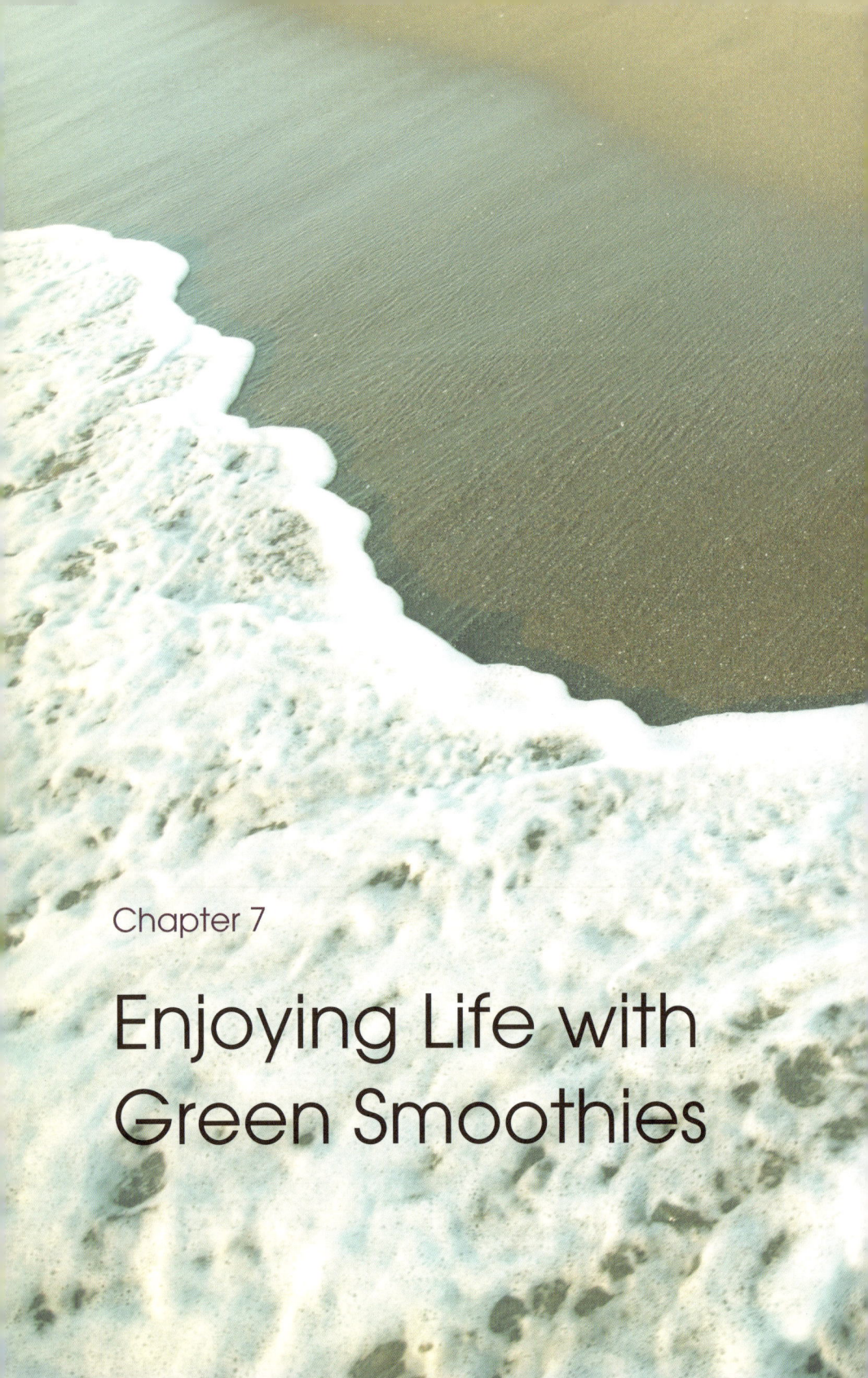

## Chapter 7

# Enjoying Life with Green Smoothies

## 그린스무디 생활을 즐기자

그린스무디의 매력은 누구든지 가볍게 시작할 수 있고, 지금까지의 생활방식에 한 가지만 더 보태는 것으로 좋은 변화를 기대할 수 있다는 점이다. 뭔가를 무리하게 자제해야 한다거나, 엄격하게 식생활을 바꿀 필요도 없다.
그런 이유로 일상이 바쁜 사람이나 뭔가에 싫증을 잘 느끼는 사람도 즐겁게 지속할 수 있다. 여기에서는 그린스무디만 마시는 클렌즈(단식) 방법이나 일상생활에서의 구체적 적용 방법들을 소개해보고자 한다. 자신의 라이프스타일에 맞는 방법을 찾아보도록 하자.

# 때로는 그린스무디로 단식을

그린스무디는 현재의 식생활에서 하루에 한 잔 마시는 것으로도 충분한 효과가 있다. 거기에 더해, 일정 기간 동안 그린스무디만을 마시는 클렌즈(단식의 일종)를 해보는 것도 몸을 소화활동에서 쉬게 하는 데 효과적이다.

그린스무디 클렌즈는 고형물을 일절 섭취하지 않는 물 단식이나 주스 클렌즈에 비해 비교적 안전하고, 공복감을 덜 느끼기 때문에 고통이 적다. 또한 클렌즈 기간 중에도 그린과 과일로부터 충분한 영양을 섭취할 수 있기 때문에 보통의 식생활로 다시 돌아갔을 때, 급격한 요요현상을 일으키지 않는다는 장점이 있다.

간혹 그린스무디는 당분이나 칼로리가 어느 정도 함유되어 있기 때문에 생각만큼 체중이 줄어들지 않는다는 사람도 있지만, 대부분의 사람들은 부기가 빠지고, 허리둘레와 엉덩이, 허벅지 사이즈가 줄고, 얼굴 크기도 작아졌다고 말하고 있다.

또한 그린은 놀랄 만한 치유력을 갖고 있어서, 수십 킬로그램 단위로 감량한 사람도 피부가 늘어지거나 하는 일 없이 탱탱한 탄력을 되살려준다고 한다.

클렌즈는 대체로 반나절, 3일 혹은 일주일 등 다양하게 기간을 선택해서 할 수 있다. 자신의 컨디션에 맞게 무리 없이 해나가는 것이 중요하다.

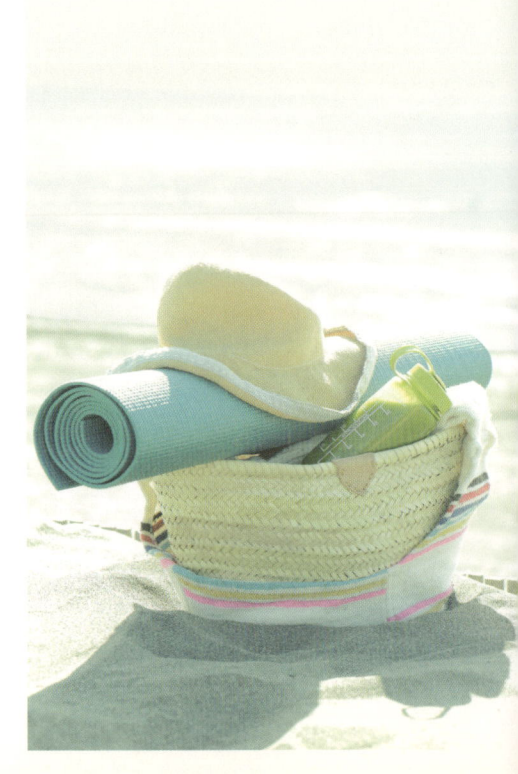

Chapter 7   Enjoying Life with Green Smoothies

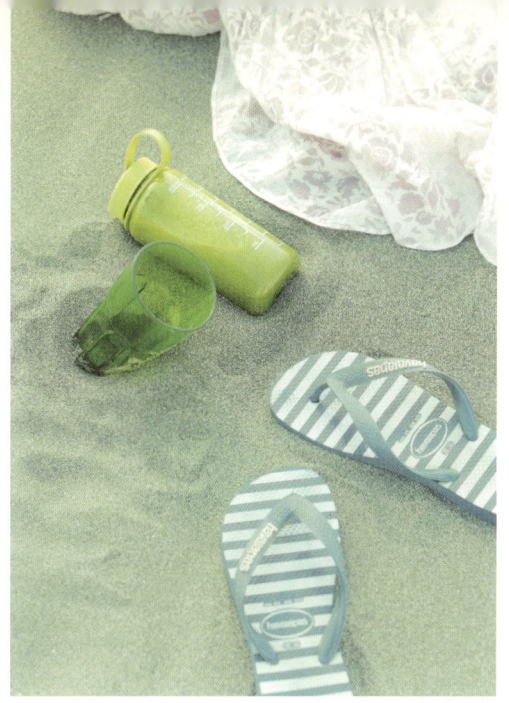

## 그린스무디 단식을 실행할 때의 포인트

- 가능하면 평소의 생활환경과는 다른 장소에서 실행하는 것이 이상적이다. 도시에서 조금 떨어진 '자연'에서 해보는 것을 권하고 싶다.
- '배가 고프다'는 스트레스를 받지 않도록, 늘 충분한 양의 그린스무디를 준비해놓을 것. 단 과자 등은 이번 기회를 계기로 처분하든지, 될 수 있는 한 손이 닿지 않는 곳에 치워놓는다.
- 클렌즈를 시작하기 전, 단식 기간 중에 만들 그린스무디의 재료를 고르고 미리 메뉴를 짜보는 것이 즐거움의 시작이다.
- 가끔 수프나 푸딩 등으로 변화를 주면 싫증이 덜 날 수 있다.
- 지금까지 해왔던 식생활이 갑자기 바뀌기 때문에 호전반응(명현현상)(108쪽 참조)이 나타날 수 있다. 이런 호전반응이 나타나는 경우에는 눕거나 낮잠을 자는 등 충분히 휴식을 취하는 것이 좋다.
- 책을 읽거나 영화를 보거나 일기를 쓰는 등 클렌즈 기간 중에는 될 수 있는 한 자신만을 위해 시간을 써보자.
- 자신의 몸 상태를 봐가면서 주의 깊게 실행할 것.

※ 지병이 있는 사람이나 약을 복용하고 있는 사람은 사전에 전문가와 상담해야 한다.

# 일상생활에서의 적용 사례

**case 1** | 직업은 금융기관 사무직. 요리와 요가가 취미이고, 건강에 관심이 많다. 규칙적인 생활을 하려고 노력하고 있다.

- 6:30 기상. 그린스무디 1L와 도시락 준비.
  아침은 그린스무디로.
  컵으로 2잔 마시고, 남은 것은 회사에 가져간다.

- 8:30 회사 출근 후 회의 자료 준비.

- 12:00 점심. 준비해간 도시락 샐러드를 먹는다.

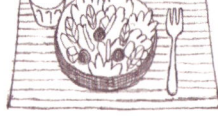

- 15:00 업무 중간 간식 대신 가지고 간 그린스무디를 마시며 휴식.

- 17:00 퇴근.

- 17:30 회사 근처 요가 스튜디오로 직행.
  릴랙스한 요가로 기분 전환.

- 19:30 학창시절 친구와 저녁식사.
  채소가 맛있다는 뷔페에서 대화를 나누며 디저트까지 끝냄.

- 21:30 귀가. 독서를 하며 1시간가량 반신욕.

- 23:00 취침.

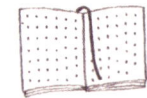
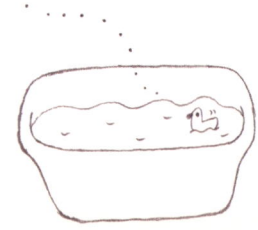

Chapter 7  Enjoying Life with Green Smoothies

### case 2
패션 잡지 편집부에 근무. 정열적으로 일에 몰두하는 형. 남편과 둘이 산다. 외식이 잦고, 술도 거의 매일 마신다.

8:00 기상 후 바로 샤워를 한다.

9:00 그린스무디를 2L 만들어, 남편과 각각 1L씩 병에 담아 회사에 가지고 간다.

10:00 출근. 메일을 체크하면서 오전에 그린스무디를 양껏 마신다. 남은 것은 회사 냉장고에 보관.

11:00 취재를 위해 외출.

14:30 늦은 점심. 작가와 함께 파스타 런치. 그다음은 스튜디오 촬영.

18:00 회사로 돌아와 원고 정리.

21:00 저녁식사 전 아침에 남긴 그린스무디를 한 잔 마신다.

22:00 퇴근. 편집부 동료와 한잔. 업무 이야기로 무르익는다.

24:00 귀가 후 남편과 한 잔 더 마시면서 휴가 계획을 세운다.

25:00 취침.

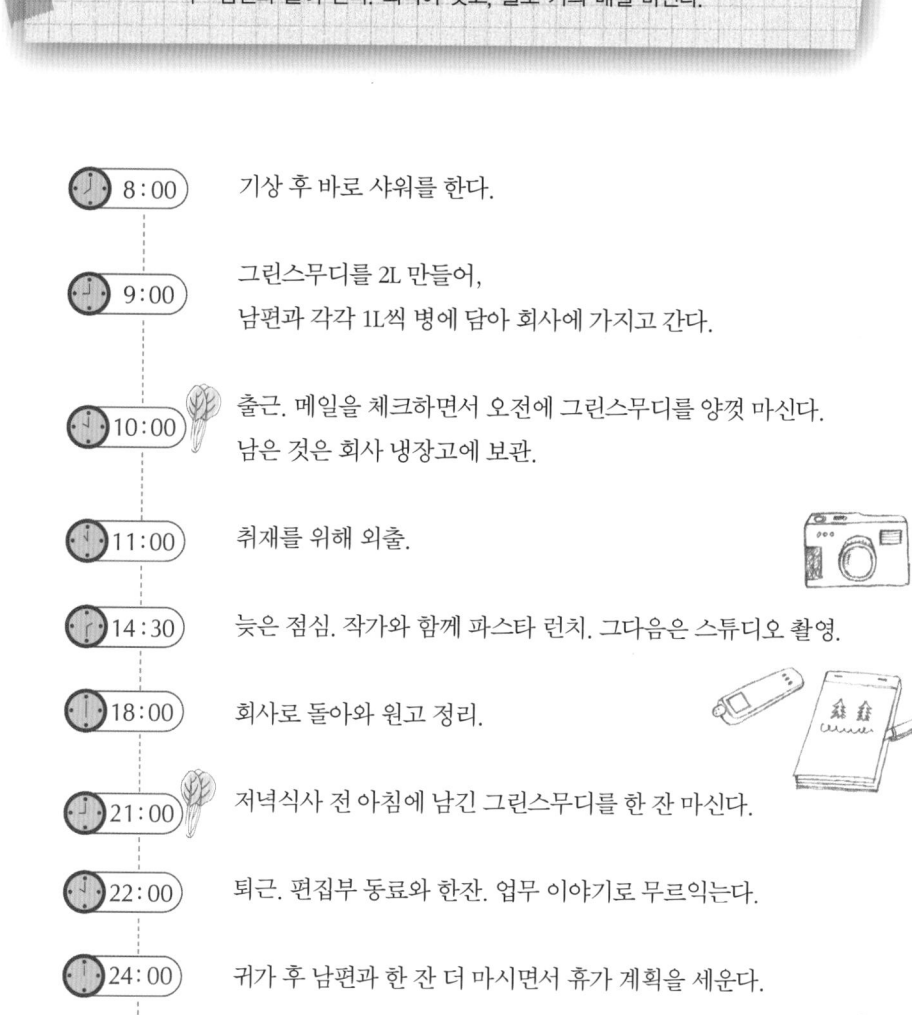

| **case 3** | 외국계 스포츠 용품 제조회사의 마케팅 부장. 아침부터 저녁까지 업무에 매달리는 일 중독자. 하루의 스트레스를 운동으로 발산한다.

5:00　기상. 가볍게 러닝을 한 후, 샤워.

7:00　출근.
신문을 훑어보면서
커피와 빵으로 아침식사.

9:00　팀 미팅.

12:00　거래처와 점심 미팅.

14:00　신상품 발표회에 참석.

16:00　회사로 돌아와 업무 처리.

19:00　편의점 김밥으로 에너지 보충.

21:00　퇴근 후 체육관에서 가볍게 땀을 뺀다.

22:30　귀가. 그린스무디를 500ml 만들어 마시며 기획서 작성.

24:00　취침.

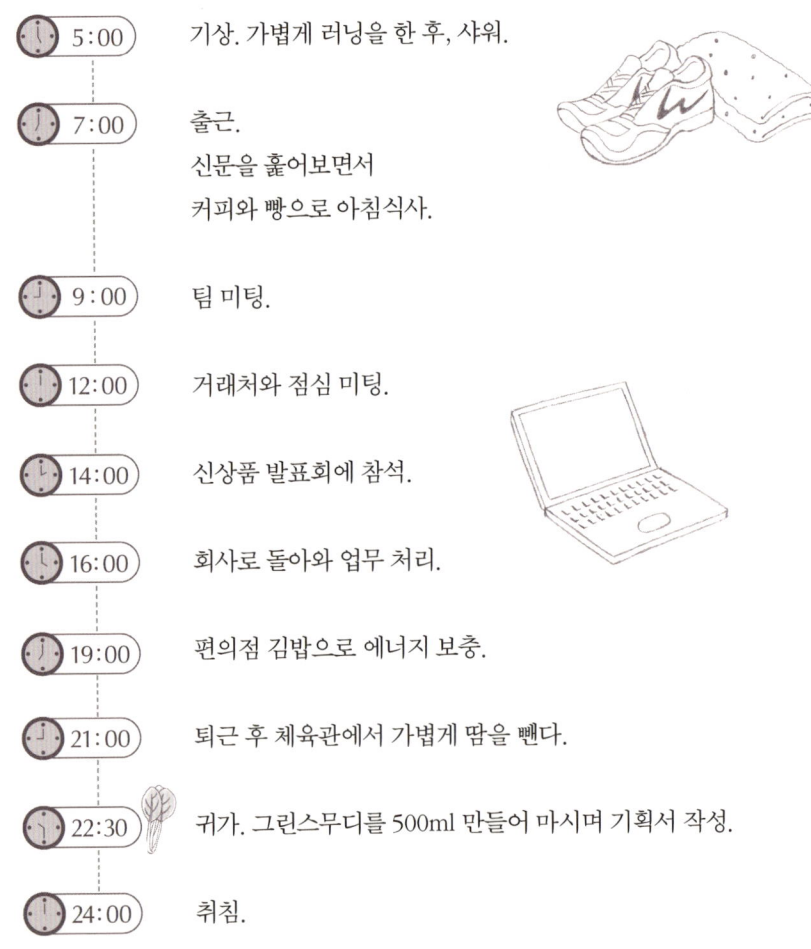

Chapter 7 Enjoying Life with Green Smoothies

**case 4** | 두 아이의 엄마. 아이들이 유치원이나 학원에 간 사이에 자기 시간을 즐긴다. 가족의 건강을 생각한 요리에 관심이 많다.

6:00  기상. 아침식사와 그린스무디를 준비한다.

7:00  남편과 아이들 기상. 모두 그린스무디를 한 잔씩 마신 뒤, 밥과 된장국으로 아침식사.

8:00  아이들을 보내고 집안일을 한다.

11:00  점심 대신 아침에 남은 그린스무디를 마신다.

11:30  미용실에서 머리 손질.

13:00  엄마들 모임 티타임. 케이크 세트를 주문.

15:00  유치원에 갔던 아이 마중.

18:00  아이들과 함께 셋이서 저녁식사.

20:00  아이들과 함께 목욕 타임.

21:00  아이들을 재우고, 아로마테라피 자격증 공부.

23:00  남편 귀가 후 취침.

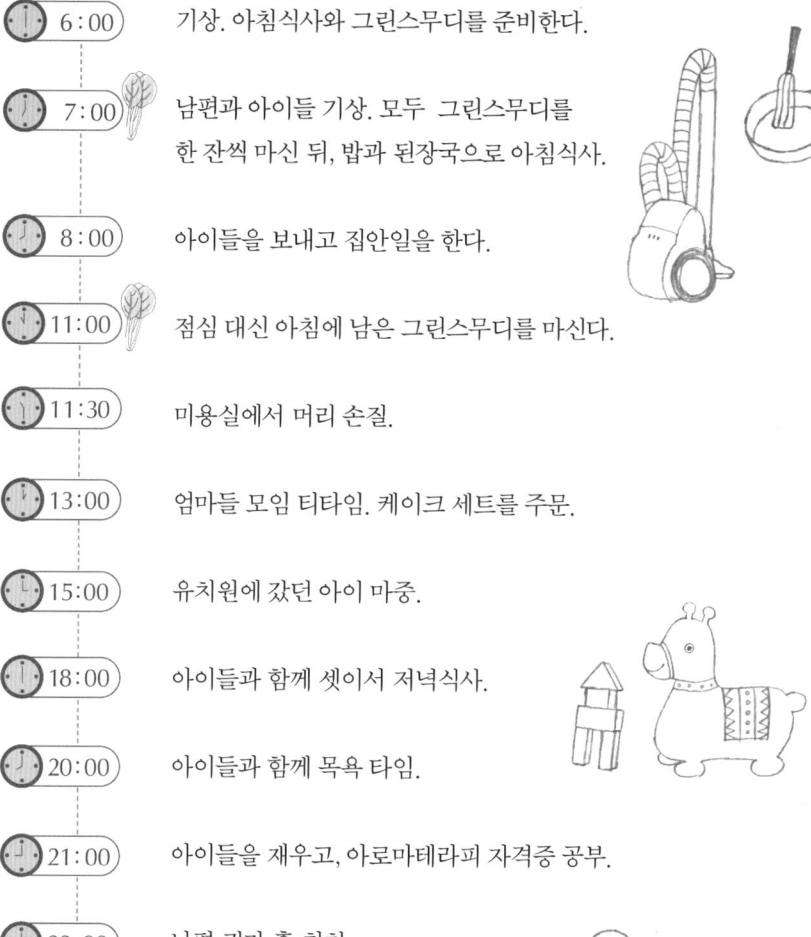

## Column 6  Introducing Green Smoothies to your family

### 가족이 모두 즐기는
### 그린스무디

그린스무디를 마시고 여러 가지 즐거운 변화를 실감하기 시작하면, 가족이나 친구에게도 알려주고 싶은 생각이 들지 모른다.
　그린스무디는 어린아이에서 나이 든 어른에 이르기까지 가족이 모두 함께 즐길 수 있는 음식.

누군가의 권유로 처음 마시게 되었다면, 우선 평범한 그린을 소량 넣은, 과일주스처럼 달콤하고 맛있는 초보자용 스무디를 권하고 싶다. 그린에 매우 취약한 사람도 있을 수 있기 때문에 처음엔 잎사귀 몇 장 넣는 것부터 시작해보는 것이 좋다. 어느 순간 그린스무디가 맛있다고 느끼게 될 것이다.

아이들이나 그린에 익숙지 않은 사람과 함께 그린스무디를 마실 경우에는, 먼저 믹서에 과일과 무난한 맛의 그린을 소량만 넣은 스무디를 만든다. 그것을 나누어 따른 뒤, 남은 스무디에 그린을 다시 충분히 넣어준다. 손쉽게 가족 모두 마실 수 있는 스무디가 완성된다.

그래도 마시기 싫다고 완강히 거부하는 사람이 있을 수 있다. 그것은 어쩌면 억지로 강요당하는 게 싫어서일지도 모른다. 내게 소중한 사람일수록 꼭 마시게 하고 싶다는 생각이 들 수 있는데, 될 수 있는 한 자제하는 게 좋겠다.

당신이 그린스무디를 마시고 점점 예뻐지고 생기 있어진다면, 주위 사람들도 반드시 흥미를 갖게 될 테니까.

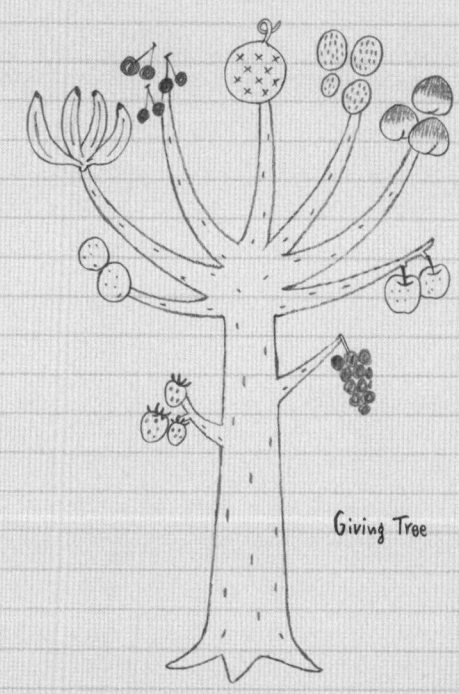

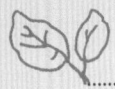

# Frequently Asked Questions
# 그린스무디에 관한 질문들

**Q** 그린스무디는 하루에 어느 정도의 양을 마시면 좋을까요?
**A** 마시는 양, 마시고 싶은 양은 개인차가 있는데, 처음엔 1일 1L 이상을 마시는 것이 효과를 보기 쉽다. 계속 마시다 보면 양이 줄어드는 경우도 있다.
영양의 흡수율이 올라가면 소량의 그린스무디로도 많은 영양소를 섭취할 수 있게 되기 때문이다.

**Q** 믹서 이외에 사용할 수 있는 기계가 있나요?
**A** 믹서는 회전 수가 많아 한 번에 많은 양을 만들 수 있어서 가장 권하고 싶은 아이템이지만, 소형 믹서, 푸드 프로세서, 바믹스(핸드블렌더, 일명 도깨비 방망이) 등도 만드는 데는 별문제가 없다. 특히 소형 믹서는 작고 가벼워서 여행 다닐 때도 휴대하기 편리하다. 주서(기)는 즙만 분리해서 나오기 때문에 그린스무디를 만들기에는 적당하지 않다.

**Q** 주스와 스무디의 차이는 뭔가요?
**A** 주스를 만들 때는 섬유질을 걸러내지만, 스무디에는 섬유질이 그대로 들어 있다. 섬유질에는 항산화물질이 풍부하게 들어 있어 주스보다 덜 산화한다는 특징도 갖고 있다.
스무디는 재료를 통째로 집어넣기 때문에 포만감을 느끼기 쉬워 식사 대용으로도 가능하다. 또한 재빨리 만들 수 있고, 뒷마무리도 훨씬 간

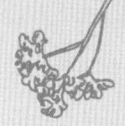

편해서 매일 지속하기 쉽다는 장점이 있다.

**Q** 처음 그린스무디를 만들었는데, 풋내가 나서 마실 수가 없어요. 맛있게 만드는 노하우가 있나요?
**A** 그린의 양이 너무 많은 게 아닌가 싶다. 개중에는 그린에 매우 서툰 사람도 있다. 익숙해질 때까지는 아주 적은 양을 넣는 것부터 시작하는 것이 좋다.

**Q** 소송채를 이용해서 스무디를 만들어봤는데, 매운맛이 너무 강해요. 어떻게 하면 될까요?
**A** 소송채나 경수채 등의 겨자과 그린은 계절이나 조건에 따라 매운맛이 날 수 있다. 그럴 때는 매운맛이 나는 줄기 부분을 떼어내고 잎사귀 부분만 사용해보자.

**Q** 그린스무디를 시작하고 변비가 생겼어요. 어떻게 하죠?
**A** 가열한 가공식품만 먹다 보면 장의 근육이 쇠퇴해 음식물에 의해 떠밀려지는 형태의 배변에 익숙해져버린다. 그린스무디는 90퍼센트가 수분이기 때문에, 배설을 위해서는 정상적인 장의 움직임을 필요로 한다. 그린스무디를 계속 마시다 보면 장은 서서히 본래의 기능을 회복하게 된다.

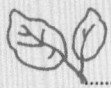

## Frequently Asked Questions

**Q** 호전반응이 일어나면 어떤 현상이 생기나요?
**A** 두통, 복통, 구토, 나른함, 권태로움, 생리, 변비, 피부 트러블 등 사람에 따라 여러 가지 증상이 나타나는데, 그것은 어디까지나 일시적인 현상이다. 호전반응이 나타났을 때는 충분한 휴식을 취하며 무리하지 않는 것이 좋다. 계속 꾸준히 마시다 보면 자연스럽게 개선되는 경우가 대부분이다. 증상이 장기간 계속되는 경우에는 의사의 진찰을 받아보도록 한다.

**Q** 아기도 마실 수 있나요?
**A** 생후 6개월 이상 된 갓난아기도 그린스무디를 마시는 것으로 알고 있다. 소화가 잘되는 그린스무디는 이유식으로도 안성맞춤이다. 단, 음식 알레르기가 생길 수 있기 때문에 섭취량이나 사용할 과일, 그린의 종류는 상태를 봐가면서 조금씩 늘려가는 것이 좋다.

**Q** 어느 정도 마시면 효과가 나타나나요?
어느 정도로 자주 마셔야 좋은가요?
또 한동안 마시지 않아도 상관없나요?
**A** 그린스무디를 마시는 즉시 효과를 보는 사람도 있지만, 처음에는 효과를 좀처럼 느끼지 못하는 사람도 있다. 체질이나 몸 상태 또는 증상이 나타나는 방식과 마시는 양, 빈도수에 따라서도 개인차가 있다. 그리고

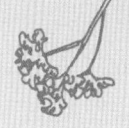

그린스무디는 매일 꾸준히 마시는 것이 좋다. 한동안 그린스무디를 멀리했던 사람도 대부분 몸이 다시 원해 자연히 찾게 되는 것 같다.

**Q** 그린스무디가 체질상 맞지 않는 사람도 있나요?
**A** 어떤 식품이든 체질, 몸 상태에 따라 자기와 맞지 않는 것이 있을 수 있다. 그린스무디가 소화에 매우 뛰어난 음식이긴 하지만, 자기와는 도저히 맞지 않다고 느끼는 사람도 있을 것이다.

지병이 있는 사람 또는 위장이 아주 예민해서 섬유질을 부담스러워 하는 사람도 있다. 그런 경우에는 처음엔 스무디를 걸러서 섬유질을 빼고 마시는 방법을 권하고 싶다. 또 음식 알레르기가 있는 사람은 사용하는 재료에도 주의할 필요가 있다.

그래도 불안할 경우에는 믿을 만한 전문가에게 상담을 해보는 것이 좋다.

몸은 사람마다 각기 다르다. 또 끊임없이 변화한다. 모든 것을 빨리 이루려고 하지 말고, 자신의 몸 상태에 맞게 주의를 기울이며 해나가는 것이 무엇보다 중요하다.

**Q** 매일 1L를 마실 수도 없지만, 어쨌든 효과는 있나요?
**A** 1일 1L는 효과를 쉽게 볼 수 있는 양이긴 하지만, 이것 또한 그 사람의 나이나 몸 상태, 평소의 식생활에 따라 마시고 싶어지는 양이 변하게

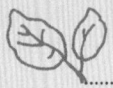

## Frequently Asked Questions

되는 것 같다. 절대 무리할 필요는 없다. 조금씩 계속 마시는 것만으로도 좋은 효과가 나타나는 경우가 많다.

**Q** 그린스무디를 마시면 몹시 배가 고파지는데, 왜 그런 걸까요?
**A** 그린스무디를 처음 시작하고 얼마 동안은 그린스무디를 아무리 많이 마셔도 항상 배가 고프다든지 단것이나 정크푸드가 당긴다는 사람이 있다. 소화활동이 활발해지기도 하고, 평상시와는 다른 식사에 몸이 균형을 맞추려고 하기 때문이다.
자연스러운 현상이므로 그리 걱정할 필요는 없다. 위산의 분비가 정상화되고, 신체의 균형이 잡히게 되면, 거의 대부분의 사람이 서서히 안정을 되찾는다.

**Q** 그린스무디를 마시기 전후 40분 안에는 아무것도 마시지 않는 편이 좋다고 하는데, 커피나 차 종류도 안 되나요?
**A** 커피나 차 종류에는 대부분 카페인 성분이 들어 있기 때문에 기본적으로 그린스무디와는 함께 마시지 말고 조금 시간을 두고 마실 것을 권한다. 모닝커피에 길들여져 있어 끊기 힘든 사람은 무리하게 중단할 필요까진 없지만, 그린스무디를 계속해서 마시다 보면 카페인 섭취량도 서서히 줄어드는 경향이 있다. 물이나 백탕(끓인 맹물)은 같이 마셔도 상관없다.

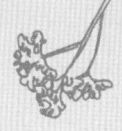

**Q** 유기농이나 무농약 채소를 좀처럼 사기 어렵다.
**A** 모든 것을 유기농으로 구입하는 것은 현실적으로 어렵기도 하고, 장기적으로 지속하는 데도 장애가 된다. 가능한 한 구애받지 않도록 한다. 무농약 채소를 택배 서비스해주는 곳 등을 잘 이용해보자.

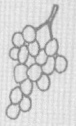

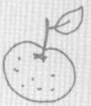

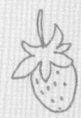

### 빅토리아 브텐코 씨가 독자들에게 보내는 메시지

## 친애하는 독자 여러분에게

그린스무디를 마시기 시작하는 사람이 늘고 있다는 얘기를 듣고 너무나 기뻤습니다. 녹색의 잎은 이 지구상에서 태양 에너지를 먹는 음식물로 바꾸어줄 수 있는 힘을 가진 유일한 생물입니다. '그린'에 들어 있는 클로로필은 기적에 가까운 힘을 가지고 있습니다.

그린스무디는 외관상으로는 짙은 녹색입니다. 건강에 너무나 좋은 이 식품은 의외로 맛도 너무 좋고, 마시기도 아주 쉽습니다. 저는 지금까지 몇 천 명에 가까운 사람들이 처음 그린스무디를 마시고 난 뒤 보이는 큰 변화의 순간들을 놓치지 않고 봐왔습니다. 처음 마주했을 때 보인 '녹색 액체'에 대한 두려움과 망설임은 마시는 순간 다가오는 의외의 뛰어난 맛으로 인해 놀라움으로 바뀌게 됩니다. 감탄사를 연발하는 것과 동시에 마지막 한 방울까지 남김없이 마셔버릴 만큼 그 맛에 반하게 되는 것입니다.

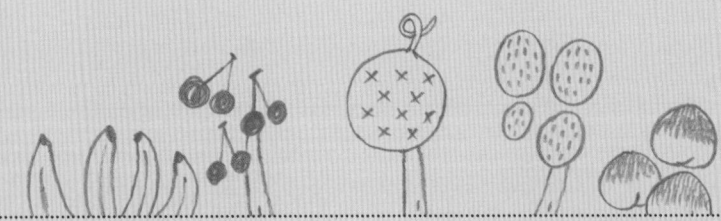

이제 그린스무디를 알게 되었으니 더욱 확고한 의식으로 거듭나게 되겠죠. 그린스무디의 좋은 맛과 몸에 나타나는 효과를 맘껏 즐기며 활기 넘치는 일상이 되기를 바랍니다. 그리고 여러분 한 사람 한사람이 최고의 건강을 지키는 비결을 스스로 발견해가는 가운데, 즐겁게 그린스무디 만들기를 시작해보길 바랍니다.

### 프로필 PROFILE

그린스무디의 창시자. 1994년에 자신과 가족에게 나타난 여러 가지 건강상의 문제를 회복하기 위해서 로푸드(음식물의 효소나 미네랄이 파괴되지 않도록 가능한 한 RAW=生의 상태로 섭취하는 것) 100퍼센트의 식생활로 전환하고, 가족 모두의 병을 완치시켰다.
그 후 독자적인 연구를 바탕으로 그린스무디를 고안해내어, 로푸드 세계에 새로운 상식을 확립한다. '로 패밀리'로 유명한 브텐코 일가는 교육자, 요리연구가, 작가 등 다양한 활동을 통해 로푸드와 그린스무디의 보급에 힘쓰고 있다. 현재 세계 각지에서 강연회나 연수회 등을 개최하고 있다. 주요 저서로 《Green for Life》, 《Green Smoothie Revolution》 등이 있다.

맺는 글

# 몸과 마음을 생기 있게 만드는 그린스무디

우리는 여러 가지 필연에 의해 그린스무디와 이것의 창시자인 빅토리아 브텐코 씨를 만났습니다. 그리고 여기 이렇게 그 피나는 노력의 연구 성과물인, 자식처럼 소중한 그린스무디를 널리 알리는 역할을 맡게 되었습니다. 지금까지 그린스무디를 소개받고 실천한 분들 대부분이 만날 때마다 점점 더 생기 있어지고, 빛이 나는 것을 보면서 큰 보람을 느꼈습니다. 이것이 이 역할을 맡은 사람으로서 가장 큰 즐거움입니다.

그린스무디는 내 안에 존재하는 여러 가지 상태에 대해 관심을 갖게 하는 계기가 되었습니다. 처음에는 몸이 변해가는 것을 단순히 좋아했지만, 그와 동시에 더 큰 변화들이 마음과 정신에도 일어나기 시작했습니다. 하루하루를 무심코 흘려보내는 일이 없어지고, 계절이 변하고 자신의 몸에 나타나는 여러 가지 신호나 마음의 목소리에 귀를 기울이게 되었습니다. 더욱이 내가 지금까지 하고 싶다고 생각했지만, 자신이 없어서 적극적으로 추진하지 못하고 미루어왔던 그 길을 자연스럽게 걷기 시작했습니다. 정말 가볍고 즐거운 마음으로.

그린스무디를 마신다는 것은 보다 정신적인 체험으로 조금씩 변해가고 있는 듯합니다. 아이처럼 크게 웃기도 하고, 느닷없이 달리고 싶어질 만큼 가슴이 두근거리는 기분이 들기도 합니다.

그린스무디를 마시는 것은 대지(大地), 그리고 지구와 연결되는 일입니다. 숲에서 깊게 심호흡을 하고, 샘솟는 신선한 물을 마시며, 더운 여름날 폭포에 뛰어든다거나 비가 그친 뒤 하늘에 걸린 무지개를 바라보는 일….

어쩌면 이런 일을 체험하는 것과 똑같은 느낌일지도 모르겠습니다.

이 책을 손에 쥐었던 모든 분들이 자신만의 그린스무디를 만나고, 그것을 즐기며 아름답게 빛나기를 소망합니다.

With Love & Greens
나카자토 소노코·야마구치 초코

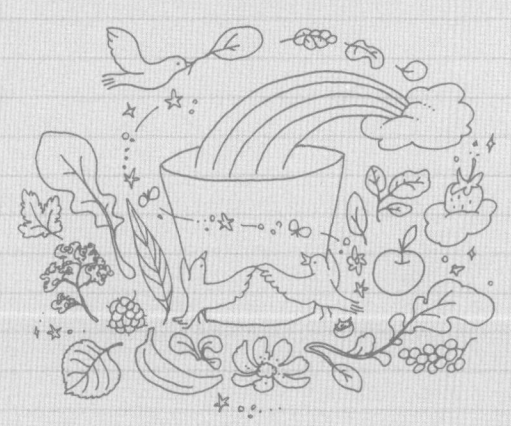